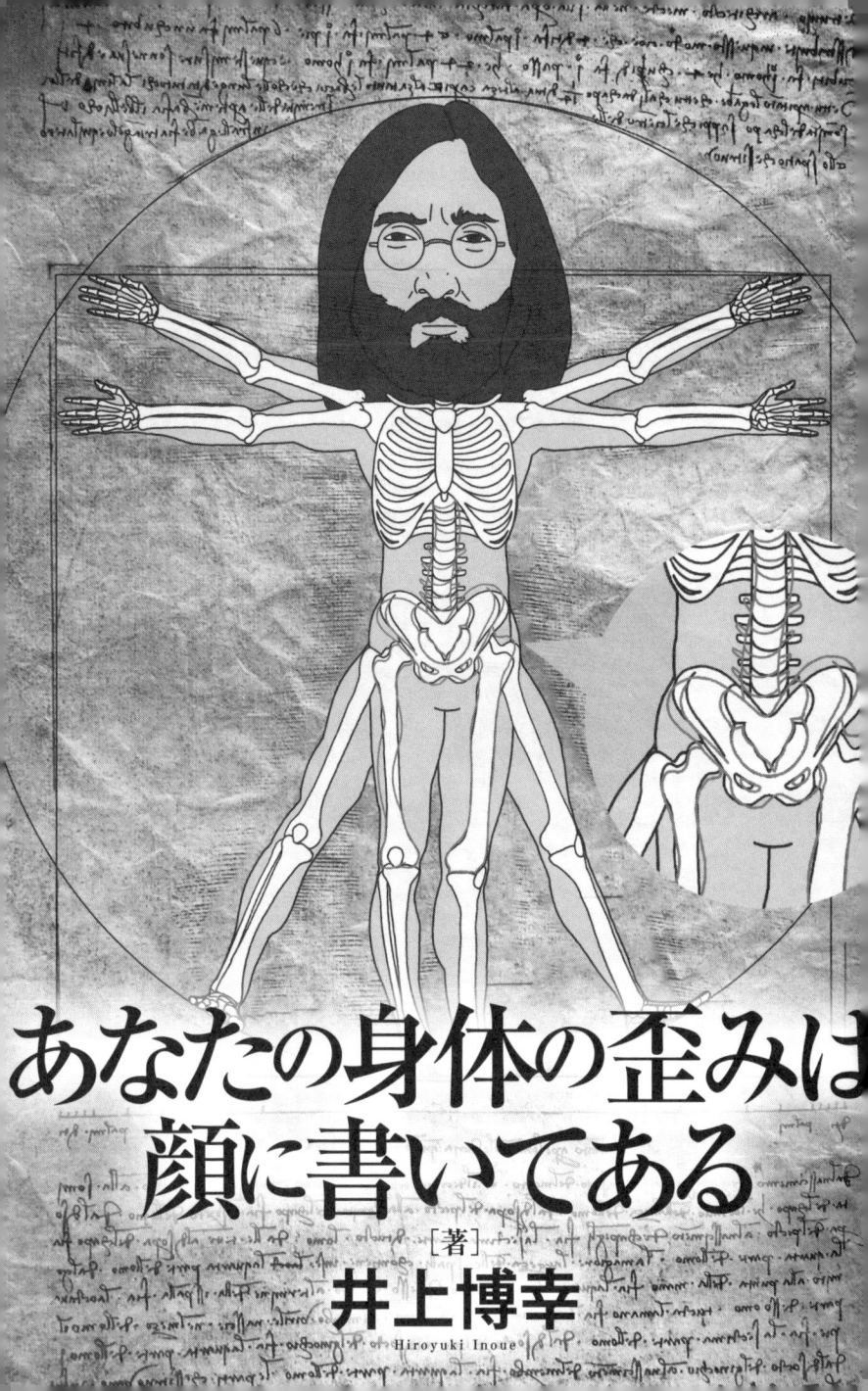

あなたの身体の歪みは顔に書いてある

[著]
井上博幸
Hiroyuki Inoue

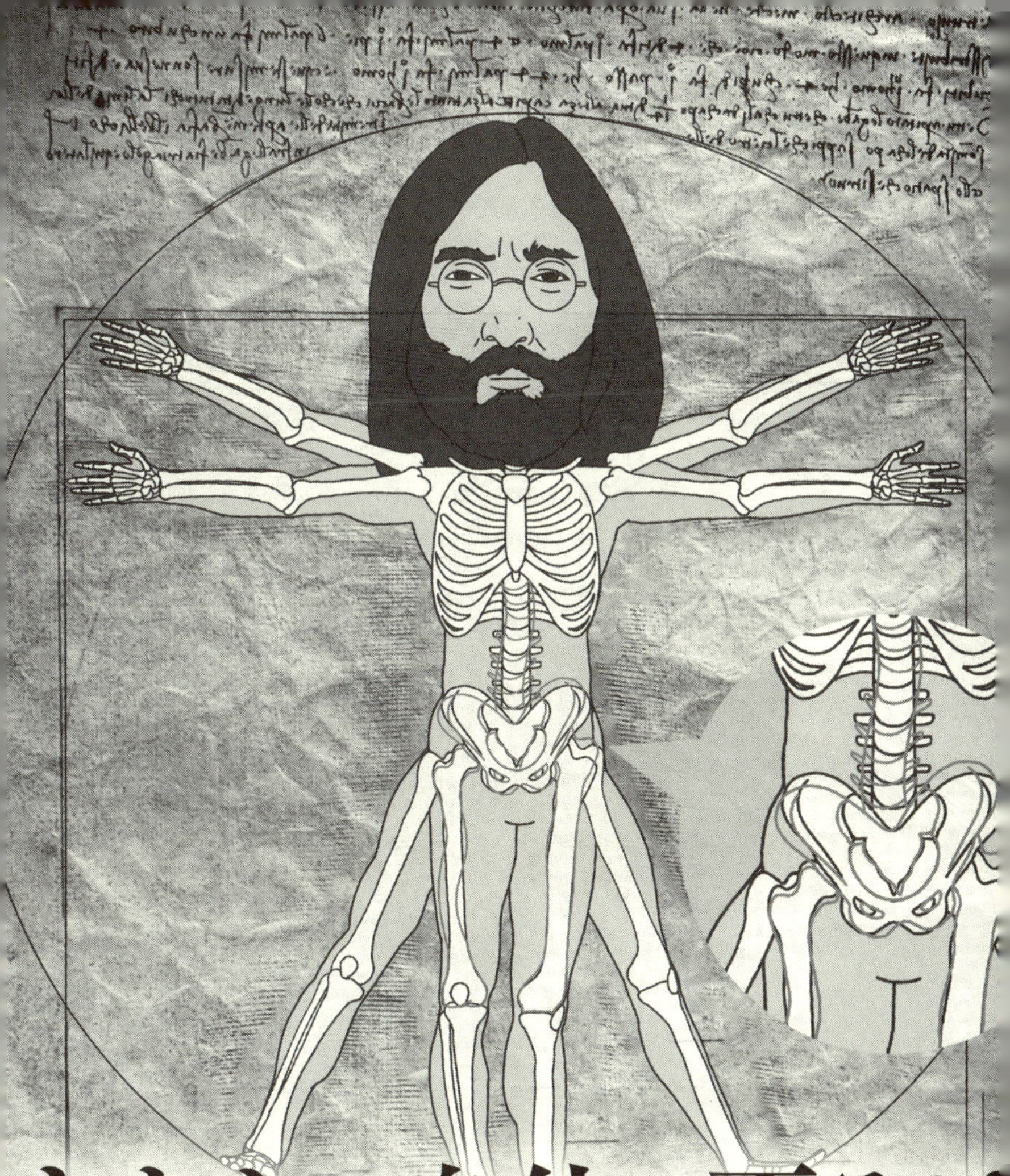

あなたの身体の歪みは顔に書いてある

［著］
井上博幸
Hiroyuki Inoue

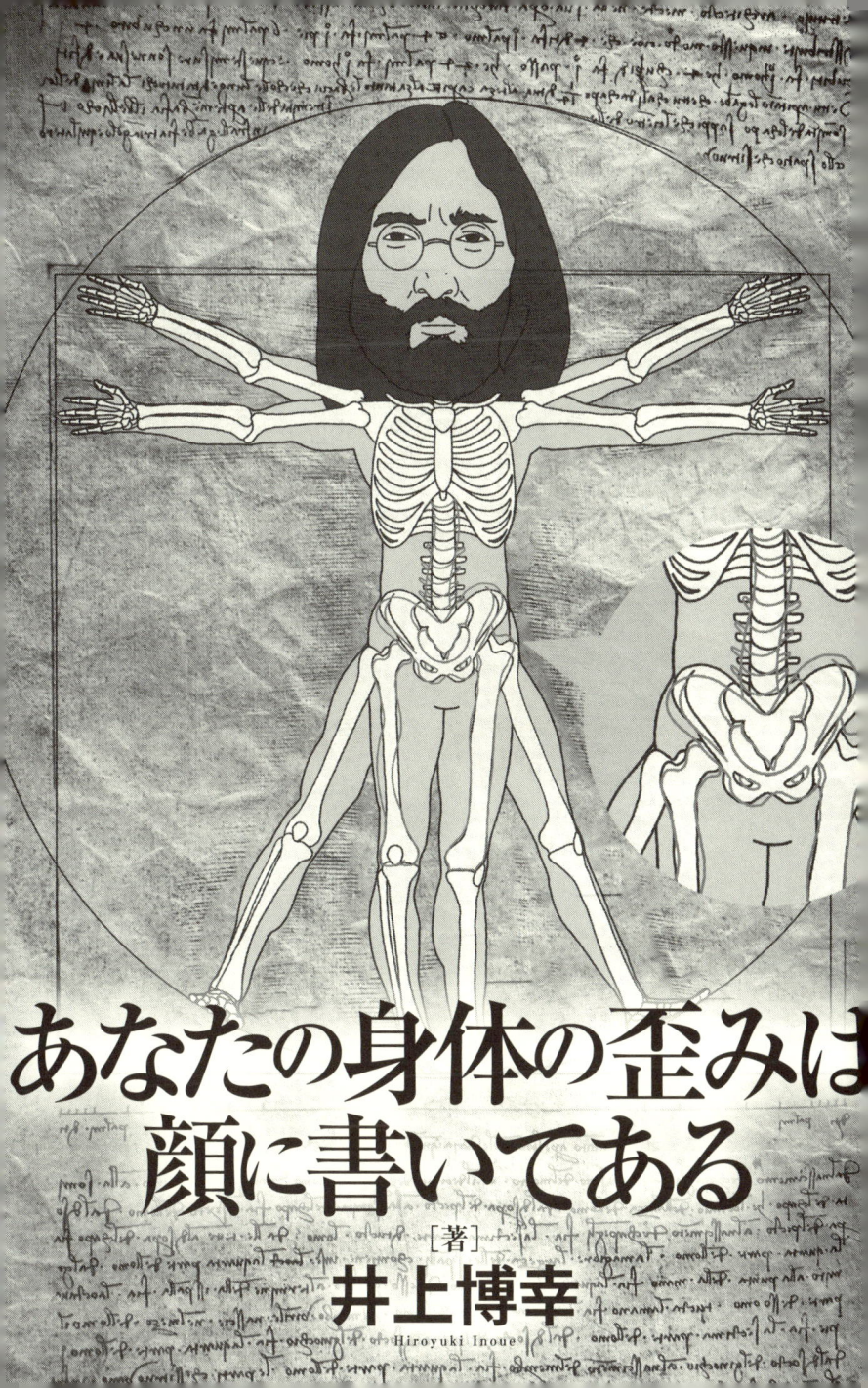

股関節矯正の重要性

現代社会では、姿勢の悪さや運動不足が身体の歪《ゆが》みを引き起こし、様々な健康問題を招いています。特に股関節は身体の中心に位置し、そのズレは全身に影響をおよぼします。

股関節を正しい位置に戻すことで、骨盤や背骨の歪みも改善され、真の健康が手に入るのです。

あなたの健康を取り戻すために

本書では、顔の観察を通じて健康状態を知る方法をご紹介しています。日常生活の中で股関節ケアの重要性を理解し、実践することで、長年の痛みや不調から解放されることができるでしょう。健康な身体を取り戻すための第一歩を、一緒に踏み出しましょう。

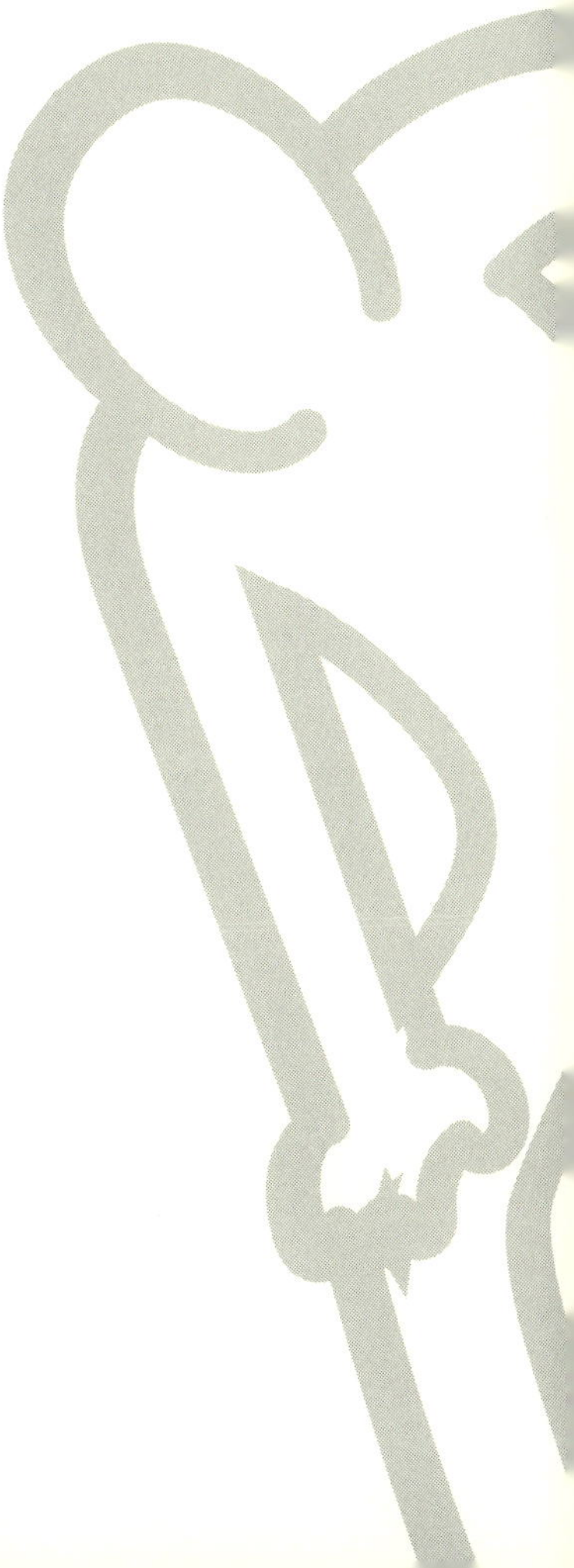

はじめに

沖縄出身でフォトン製品を販売する社長様からユタの先生をご紹介いただき、「60歳になった時に、整体の本を出すことにより、多くの困っている方々のお役に立つようになる」というお言葉をいただき、今年ちょうど還暦を迎え、書籍を出版することとなりました。

ヒカルランド様とのご縁をいただき、大変感謝しております。

高校生の時に椎間板ヘルニアを患い、

大きな病院で「手術するしかない」と言われました。

ビートルズに憧れて、高価なエレキギターを買いたいがために中学生、高校生の時に新聞配達のアルバイトをやり続けた結果、知らず知らずのうちに身体が大きく歪んでしまいました。苦悩の日々を過ごしていましたが、股関節矯正《きょうせい》との出会いにより、手術することなく、それまでの痛みが嘘のように消えました。

歩行も睡眠も満足にできなかった私が、こんなにも良くなるのだと感動し、ミュージシャンになる夢を断念し、まるで導かれるように施術家への道を歩むようになりました。

力学療法を基盤に四半世紀の経験を積んで参りました。

コロナ禍になるまでは、営業も広告宣伝も一切せずに口コミだけで広まり、有難いことに多くの著名人や身体を酷使するスポーツ選手の方々にもお忍びでご用命いただいております。

長年の痛みを抱えながら様々な治療院に何度通っても治らない方、

諦めていたお客様がその効果に驚嘆しています。

写真を撮る時、右から撮られる方が好きとか、鏡を見た時、左の方の横顔が好きとかありませんか。よく見ると、左右対称の顔というのはほとんどなく、

左右アンバランスなことが多いものです。

どちらかの目が小さかったり、鼻が曲がっていたり、これらは、すべて股関節の歪みによる連鎖反応であり、顔面の運動神経や知覚神経などのアンバランスが原因で起こっています。顔の表情、立ち姿を見ただけで不調が一目瞭然です。

本書では、顔の観察を通して、健康状態を知る方法を伝授します。よく目は心の鏡と言いますが、股関節矯正においては「顔は股関節の鏡」とでも言うべきものです。この本を手に取って、鏡でご自身の顔を見ながらチェックしてみてください。

股関節ケアの大切さはまだまだ認知されていないので、身体を支える土台となっている股関節のメカニズムや、現在のご自身の健康状態を知るのに大いに役立つことでしょう。この本を読み終わった頃には、股関節のズレが身体に与える影響について少しでも理解を深めていただければ幸いです。

２０２４年10月某日

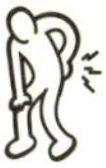

デザイン＆DTP
4tunebox

イラスト・編集
井上佐紀（編集）
矢菅和郎（イラスト）

第二章

なぜ股関節矯正なのか？

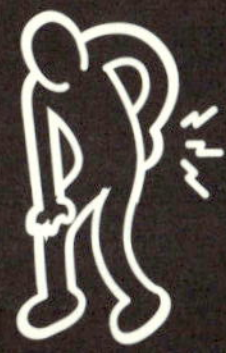

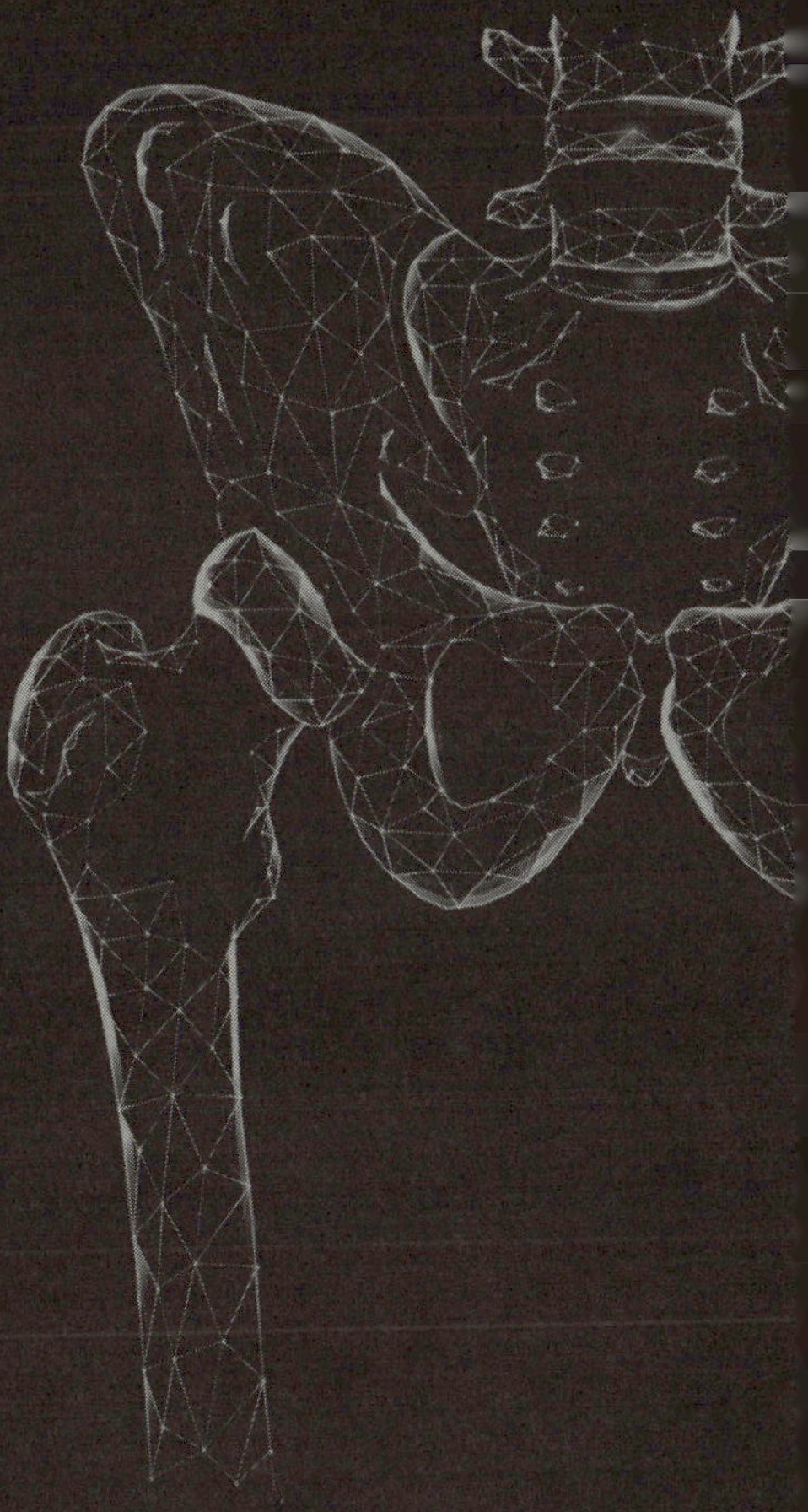

顔の歪みと股関節の関係

アメリカ合衆国第16代大統領エイブラハム（アブラハム）・リンカーンは、

「40歳を過ぎたら自分の顔に責任を持ちなさい。

（Every man over 40 is responsible for his face.）」

という言葉を生前に残しています。


ということは40年も生きていると、その人の心の在り方、考え方、行い、過去・現在の状態が顔に刻まれてくるということです。

ものすごく苦労して、生きてきた方は、それが顔に出てしまっているケースもあります。

神経や骨格、筋肉に影響する股関節の歪みで、

当然、顔の形や左右のバランス、表情も変わります。

ポイント

顔にあなたの症状は表現されている
これからのあなたの顔に責任を持とう

身体の歪みは万病の元

私たち人間は高度な知能と技術を獲得し、この地球で繁栄してきました。二本足で起立している関係上、頭が常に足裏の真上に位置するため、体重当たりの脳の重さが他の動物と比べて重くても支えられます。

人間の頭は、成人で平均約4～6キログラムほどあり、

ボーリングの球と同じくらいの重さです。

ただし、重い「頭」を支えるため、実にバランスの悪い無理な姿勢になりがちです。

そのバランスの悪さを解消するために、私たちは常に身体のどこかの筋肉を緊張させ、ついにその筋肉の緊張が骨格の歪みを生み出し、さらにその骨格の歪みが筋肉の緊張を高めていくという、

悪循環を繰り返しています。

この悪循環によって、姿勢や身体のバランスが乱れ、筋肉の不均衡、事故やスポーツによるケガなどが生じます。その身体の歪みが長期間放置されると、関節や筋肉の問題、痛み、さらには内臓の圧迫など、様々な健康上のトラブルを引き起こします。

不調のサインに気づき、手遅れになる前に早めの対策が肝心です。

「予防は治療に勝る。（Prevention is better than cure.）」。

ポイント

痛くなってからでは手遅れ
早めに歪みを治して、痛みを予防しよう

肩こりとストレートネックにつながる姿勢

文明の発達と技術革新によって、現代社会はどんどん便利になり、身体を動かさなくて済むことが多くなりました。一方で、スマートフォンやパソコンに向かってうつむいた姿勢を長時間続けることにより、頭が前に傾けるほど、首や肩にかかる負荷は増えます。

アメリカの脊椎専門医ケネス・ハンスラージ氏の研究によれば、15度傾けると首にかかる負荷は約12キログラムになり、最も姿勢の悪い60度に傾けると負荷は約27キログラム（頭の重さの約5倍）にまで増えてしまうと言います。

人の首はゆるやかにカーブしていて、クッションのように支えています。そのため、姿勢が悪くなり、首にかかる負荷が増えるとクッション機能が損なわれ、首のカーブが失われる、**「ストレートネック」になりやすくなります。**

ストレートネックは、頭痛や首、肩のこりを招くだけでなく、めまいや、酷《ひど》い場合は、吐き気などの症状が出ることもあります。

正しい姿勢は、見た目だけでなく、健康面においても大きな影響を与えます。良好な姿勢を保つことで、血流が改善され、胸郭や腹部の動きが自然になり、呼吸が深くなります。

これにより、酸素と栄養素が身体中に効率よく運ばれ、疲労感の軽減や集中力の向上につながります。また、筋肉や関節への過度なストレスを防ぎ、慢性的な痛みやケガのリスクを減らすことができます。日々の生活の中で良い姿勢を心掛けることは、健康維持の基本です。

ポイント

普段の姿勢を見直して、日頃からこまめに動くことを意識しよう

あなたの不調、もしかしたら股関節が原因かも!?

人間を動く建物と考えた場合、まず基本になるのが、土台部分となります。土台がしっかりしていなければ、年月を追うごとに建物が傾いたり、歪んだりしてしまいます。

人体も同じです。身体の中心にあり、骨盤を支えている股関節が正しい位置になければ、全身のバランスが崩れ、年齢を追うごとに痛みや様々な不調をきたしてしまいます。

「身体の歪みは骨盤が基本」

「ダイエットも骨盤が基本」

「骨盤がズレるとすべてが狂う」

と言いますが、では、骨盤はなぜ歪むのでしょう。

骨盤は左右の腸骨と仙骨で成り立っています。左右の腸骨と仙骨の間は仙腸関節と言います。それらを合わせて骨盤と呼んでいるのです。

ところが、実際に立つ、歩く、しゃがむなど、日常的な動作の要であり、骨盤を支えているのが、左右の股関節です。

よって、人間の身体の土台となっている股関節を整えれば、その効果が骨盤や背骨はもちろんのこと、全身におよぶということは当然と言えば当然です。

ポイント

身体の土台を整え、全身のバランスを取り戻す

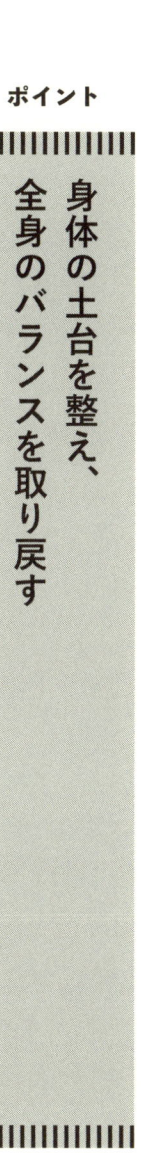

身体の歪みは
なぜ起きるのか？

現代社会は、経済的に豊かになり、快適な生活が実現しているわけですが、身体を動かす機会が減少し、「ストレス社会」とも言われています。長時間の座りっぱなしによる健康被害を表す言葉として、北欧やアメリカでよく使われるのがこの「Sitting is the new smoking.（座ることは新しい喫煙である）」です。

シドニー大学の世界20ヵ国における平日の総座位時間の調査では、日本人の成人が平日に座っている時間が最長の7時間（420分）という統計データが出ています。座っている人ほど、肥満、糖尿病、癌、脳血管疾患、認知症などが増加し、死亡リスクが40％も高まるという研究報告もあります。

パソコンやテレビへの向かいっぱなしを避け、「座る」を「動く」に変えることを意識し、30分から1時間に1回、立ち上がる、立ったまま仕事をする「スタンディングワーク」や「こまめな運動」で対処しましょう。

「ジーンズのシワがいつも傾いている」「足を組まないと座り心地が悪い」「靴の底が片方だけすり減っている」「猫背になっている」といったように、身体の歪みを気にしている方は多いのではないでしょうか。

歪みが起こる原因は様々です。不良姿勢、運動不足に加え、原因の多くは間違った身体の使い方および日常生活の中で無意識にやっている動作、いわゆる「クセ」です。身体が歪めば筋肉のバランスが崩れ、特定の部位だけに無理な力がかかるようになり、血液やリンパの流れが悪くなってしまいます。むくみや冷え、慢性的な疲労感、便秘などの原因にもつながります。

身体の歪み・アンバランスの原因をチェックし、姿勢を整えるストレッチや自己矯正の習慣を身につけて、しっかりと改善することが大切です。ちょっとした習慣の改善であらゆる不調を遠ざけ、生活の質（ＱＯＬ）も向上させます。

ポイント

日常における様々な生活習慣、何気ないクセの積み重ねが歪みを起こす大きな原因

医学的に股関節への予防がされていない

最近の医学界を見ても、股関節の歪みが健康に与える影響についての認識が十分ではないと思います。

極端に言うと、全体ではなく部分しか見ないのが現状です。

股関節というのも炎症が起きてどうしようもなくなって、人工関節に交換する医学は進んでいるのですが、ズレていることを気にするという考えが元々ありません。

股関節については、悪くなった場合に人工関節に置換するベテランの先生は多くいますが、股関節の歪みを整える先生は非常に少ないのです。

つまり、股関節に関する、予防医学が進んでいないということです。

また、症状を抑える目的で行う対症療法は根本療法ではないため、その場では良くなっても、すぐに元に戻ってしまい、繰り返し通院することになるわけです。

私が行っている施術は、予防医学であり、そもそもの原因追求です。これまで多くの方々を診てきた経験から、股関節ケアこそ第一に行うべきだと確信をもって言えます。

それでは、なぜ股関節が歪むのでしょうか。これからその原因をご説明します。

ポイント

股関節の予防はほとんどの人が学んでいない
ダメになる前に予防しよう

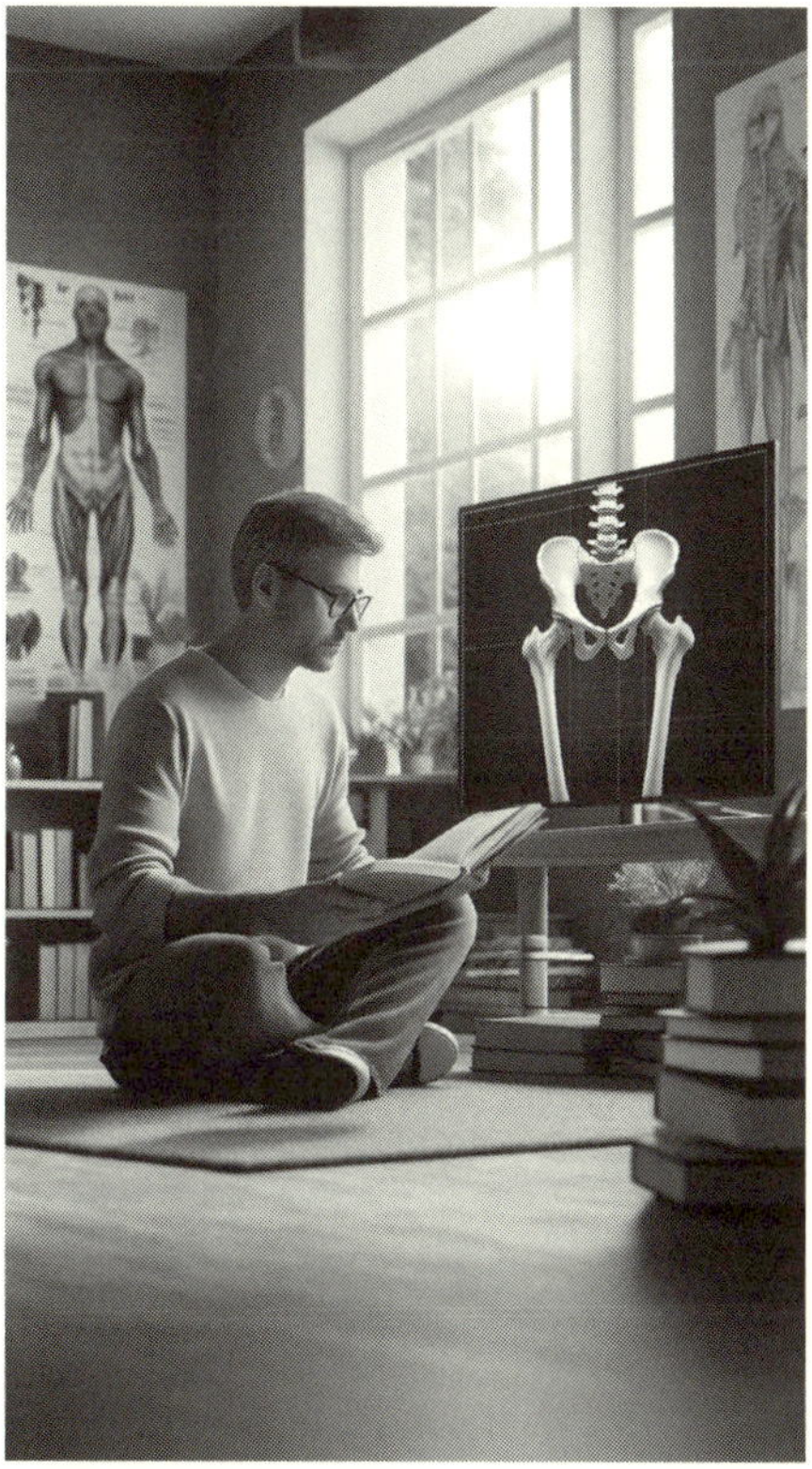

股関節（Hip Joint）とは？

人間の身体の力学の中心は、二本の脚と上半身とをつなぐ股関節になります。股関節は、たくさんある関節の中でも、最も大きく、重要な働きをしています。

私たちが二足歩行できるのは、股関節があるからです。

股関節は両脚を骨盤にしっかりと連結させ、上半身の体重を支え、両脚を自由に動くようにしています。その構造は大腿骨の上端にある丸い大腿骨頭《こっとう》が、骨盤の寛《かん》骨臼《こつきゅう》にピタリとはまり込む形になっています。

そして、その周囲に何本もの、靭帯《じんたい》（骨と骨をつなぐ強靭な組織）が張り巡らされて、股関節が外れないようになっています。

また、大腿骨頭と大腿骨は約１３０度で曲がっている構造をしており、二本足で立ち、歩き、座り、寝るという様々な身体の動きを創り出す上でとても特殊な形をしています。

股関節は大きく６つの方向に動くことができます。整形外科では、

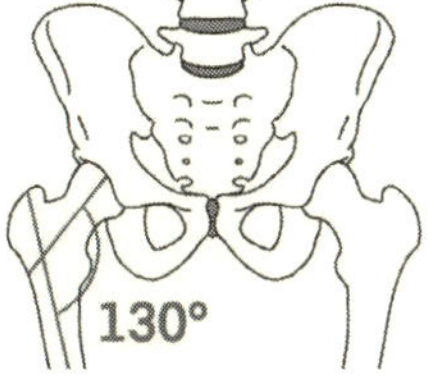
大腿骨頭と大腿骨が
約130度の角度で
曲がって連結している。
130°

図1　股関節の角度

関節の動きを表すのに屈曲、伸展、外転、内転、外旋、内旋という用語を用います。実際の日常生活はこれらの基本的な動きを組み合わせて動作しています。

今回は股関節の角度異常に関わる４つの動き、

「外転」「内転」「外旋」「内旋」

をメインにご説明します。

「外転と内転」とは？

股関節が本来の位置よりも、身体の外側に向かって開くことを「外転」と呼びます。外転すると、外転した脚の方が長くなります。

逆に、身体の内側に向かって入り込んでくることを「内転」と呼びます。内転すると、脚は短くなります。外転、内転いずれの場合も、大腿骨そのものの長さに変化はないのですが、左右の股関節の角度が変わることによって、左右の脚の長さは違ってくるわけです。左右の脚の長さが違ってくると、身体の力学的均衡が崩れてきます。

「外旋と内旋」とは？

また、股関節の角度異常が起こることによって、脚が外側にねじれることを「外旋」、内側にねじれることを「内旋」と呼びます。外転と外旋、また内転と内旋も同時に発生することが多いため、外転、外旋が同時に起こった脚はより長くなり、内転、内旋が同時に起こった脚はより短くなっていきます。

外転（がいてん）・・・股関節が外向きに開くこと
内転（ないてん）・・・股関節が内向きに閉じること
外旋（がいせん）・・・股関節が外側にねじれること
内旋（ないせん）・・・股関節が内側にねじれること

ポイント

二足歩行できるのは、股関節があるから、人間にとって必須な部分である

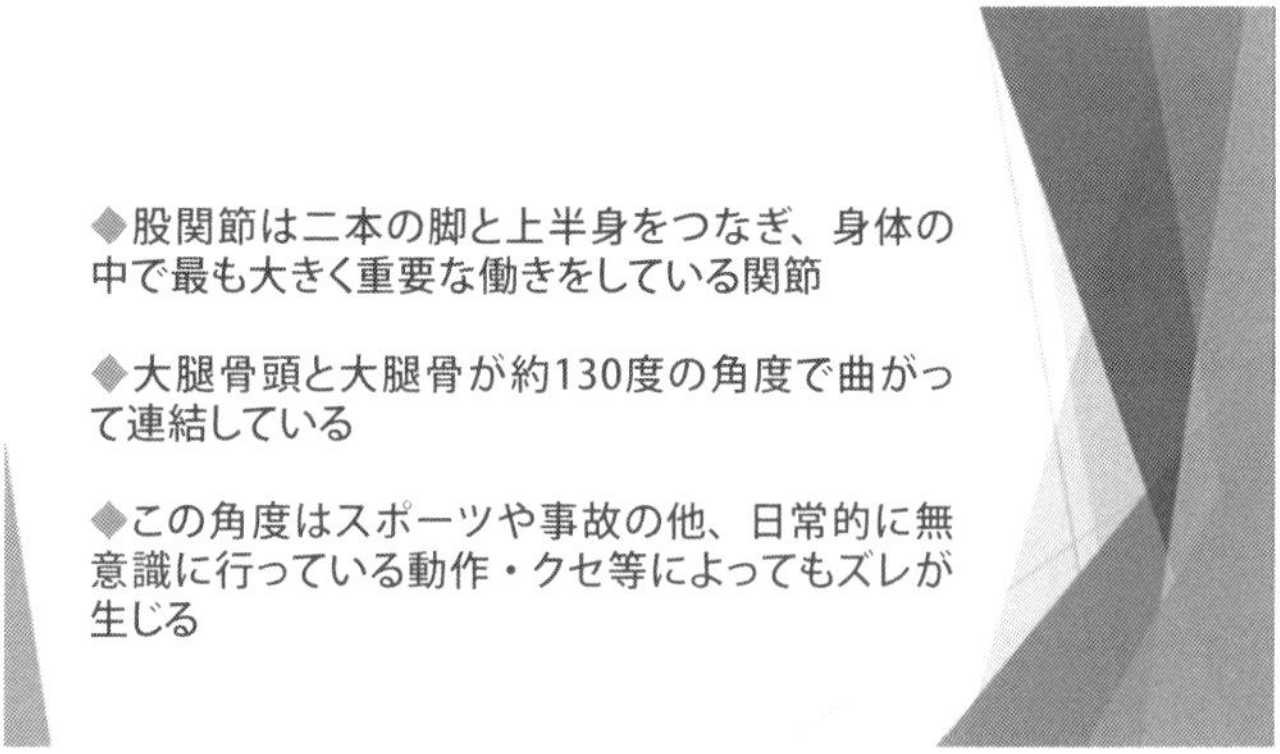
◆股関節は二本の脚と上半身をつなぎ、身体の中で最も大きく重要な働きをしている関節
◆大腿骨頭と大腿骨が約130度の角度で曲がって連結している
◆この角度はスポーツや事故の他、日常的に無意識に行っている動作・クセ等によってもズレが生じる

図2　股関節（Hip Joint）について

「サブラクセーション」とは？

～身体の歪みを整え、光を取り戻そう～

カイロプラクティック療法独自の用語として「サブラクセーション（Subluxation）」という言葉があります。

サブラクセーションとは、骨の歪みや微妙なズレにより その箇所の神経が圧迫され、脳からの指令伝達が 阻害されている状態を指しています。

語源は、sub（少ない）、lux（光、力、生命力）、ation（状態）であり、「光が少ない状態」を意味します。身体の光が少ない状態＝生命力の弱った状態です。

このサブラクセーションが身体の様々な症状の原因であると考えます。股関節転位によって背骨が歪みますと、椎間孔《ついかんこう》から出ている神経は圧迫され、痛みやシビレを生じさせるだけでなく、臓器の働きや精神にまで影響をおよぼしてしまいます。様々な神経障害や機能障害が起こります。

また、7つの主要なチャクラ（エネルギーセンター）および東洋医学における経絡（気の流れる通路）の一部は背骨に沿って通っており、身体の神経叢《そう》、自律神経系、内分泌系、心臓血管系などと密接に関わっています。カイロプラクティックはただ単に骨を整えることが目的ではなく、あなたの弱くなった光を取り戻します。強くて若々しい背骨を保つために股関節矯正によるメンテナンスが必要です。

サブラクセーション
背骨のズレには気をつけよう

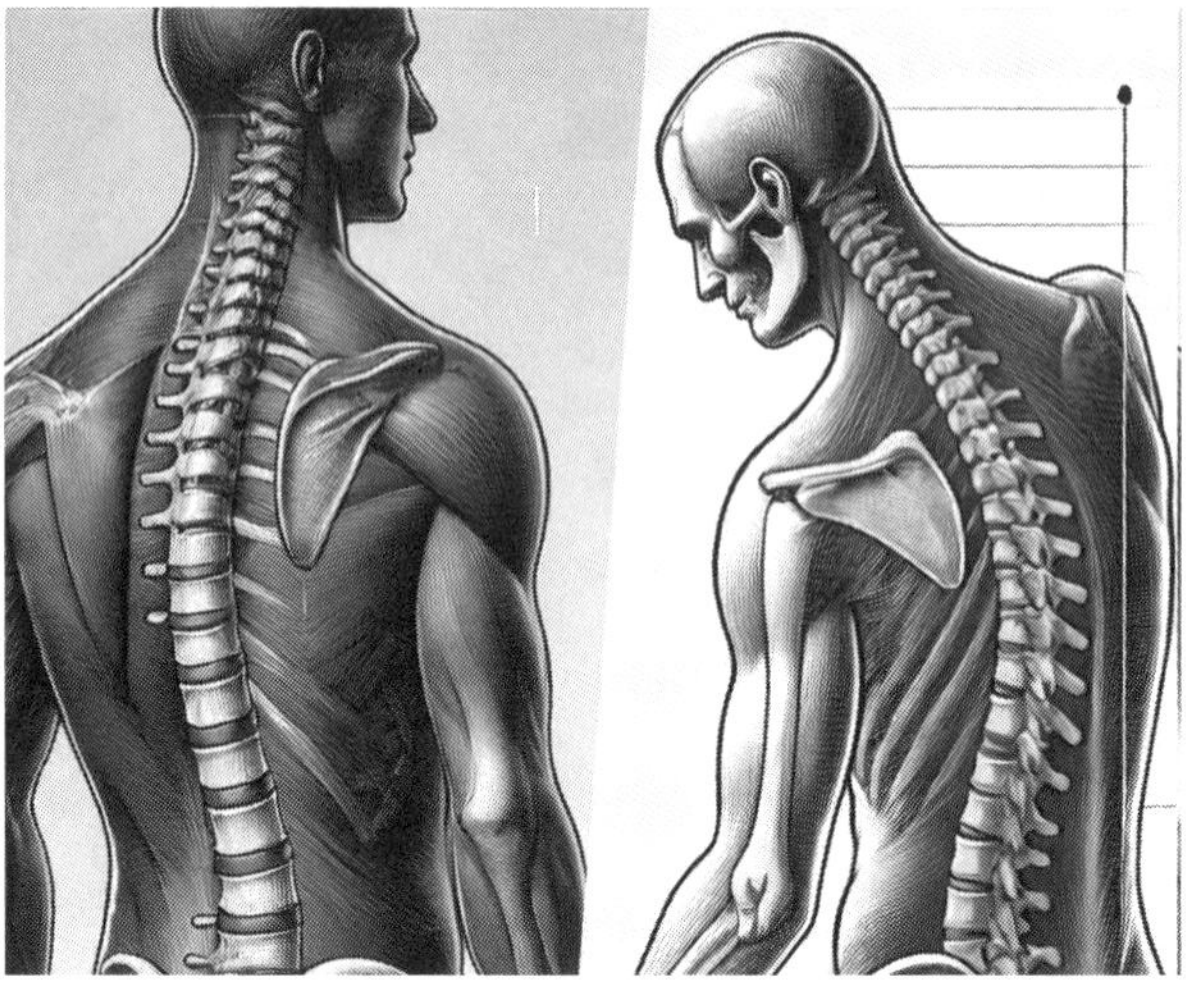

股関節のズレがもたらす影響

～股関節は健康のバロメーター～

左右の股関節のズレによって様々な問題が生じると述べましたが、それらの歪みがすべて均衡のとれた状況になれば、圧迫された神経、引っ張られている部位、拘縮《こうしゅく》している部位、その左右差がなくなり、いろいろな機能が正しく動き出します。

機能が低下したまま10年、20年、30年経てば、さらにそこで第2、第3の不調が起きることになります。先週から膝が急に痛くなったという人がいれば、それは先週から膝が悪くなったわけではなく、股関節が長年ズレていたことによって、ついに先週、膝に痛みが出る状態になったということを理解する必要があります。

人間の身体には股関節転位によって生じた脚の長さの違いから生じる身体の不自然さを、フォローする仕組みがたくさん組み込まれています。歪みがあったとしても、周囲の組織や筋肉がその歪みに対応し、バランスを取ろうとします。この適応的なプロセスは、身体の動作や姿勢の変化に応じて継続的に起こります。一見、バランスが取れているように見えても、本当は身体は左右にねじれ、アンバランスになっている状態なのです。

長期間にわたって継続的な歪みや不調が続けば、顔、身体の様々な部分、全身にまで悪影響が出てくるのは当然です。衝撃吸収に作用するクッションの役割をしている関節へのダメージが、大きいのは言うまでもありません。

人間の身体は、股関節の角度と長さに均衡がとれていることが何より大切です。

股関節を正常な状態に戻すことこそが、健康への第一ステップなのです。

ポイント

股関節が支える全身の調和、矯正で健康と若々しさを

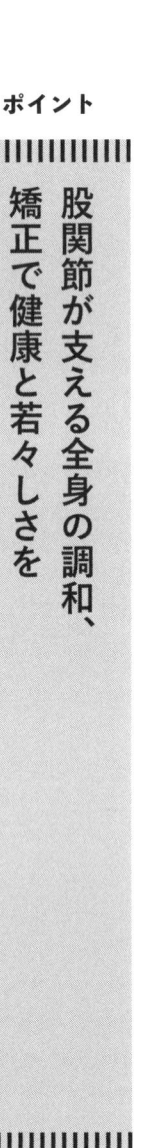

股関節転位によって不調になるメカニズム

股関節転位
←
左右の脚の長さに違いが生じる
←
骨盤・背骨が傾く
←
全身のバランスが大きく崩れる
←
脳・脊髄神経の圧迫
←
各器官の異常（不調の発生）

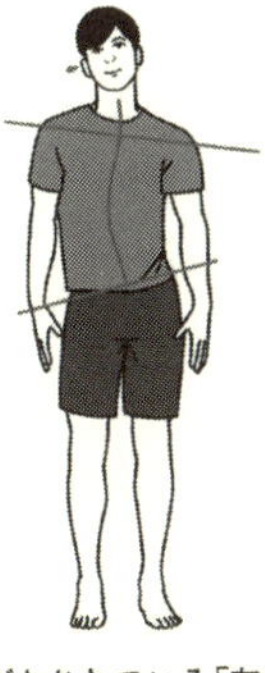

右に背骨がねじれている「左ズレ」

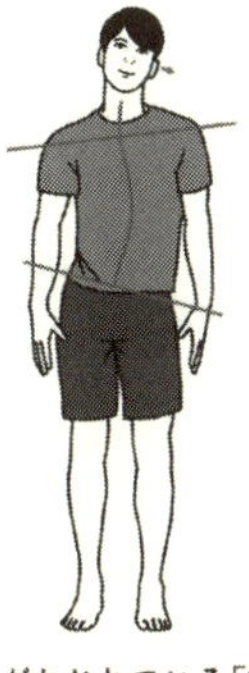

左に背骨がねじれている「右ズレ」

図3　脚の長さと骨盤の関係

どのようにすれば不調が改善するのか?

身体の歪みの根本原因は股関節からきています。

股関節が歪むことによって、身体は左右にねじれ、顔、身体の様々な部分に不調が現れます。

股関節を矯正することにより、骨盤や背骨の歪みが整えられ、健康体が手に入ります。

股関節を矯正し、股関節が歪む原因である日常生活のクセを正し、それを維持するためのセルフケアおよび矯正法を習慣づけることが大事です。

ポイント

あらゆる身体の不調は股関節からきている

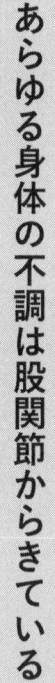

なぜ股関節を矯正することで痩せるのか？

例えば、痩《や》せる方法というのにも面白いアプローチがあります。
特に女性にはダイエットをするために、たくさんのお悩みがあると思います。

❶適切なダイエット方法を見つけるのが難しい
❷運動を始める動機づけが難しい
❸体型に対する自己評価が低く、自己肯定感が低い
❹他人の目を気にしてしまう
❺ダイエットや運動に関する情報過多で、何を信じて良いのかわからない
❻体重や体型に関するコメントやアドバイスを受けることにストレスを感じる
❼ダイエット中の食事制限によるストレスや食欲のコントロールが難しい
❽継続的な運動習慣を築くのが難しい
❾体重の増減に一喜一憂してしまう
❿目標体重や理想の体型に到達するまでの期間や過程が長く感じる

本当に様々です。

股関節矯正をもとに痩せる方法がありますので、お伝えします。現代人は、昔に比べ、食の豊かさにより、多くの美食をする傾向にあります。

その中で、現代人は特に肉体労働などが少なくなってきているので、カロリーの摂り過ぎになってしまうということはよく知られていることですが、

太ってしまう一つの原因として、首と肩のこりが原因であるとも言えると思います。

人間は一日に消費するエネルギーの約20〜25%が脳で使われ、70%が筋肉で使われます。脳が一日に消費する糖質（ブドウ糖）は約350〜400キロカロリーになります。

首と肩が硬くなると、脳に行く血流量は減ってしまいます。減ってしまうと、糖分も減ってしまうため、脳は不足した糖分を補うために甘いもの、糖質を欲するようになります。

脳の命令に従って食べることにより、太りやすくなります。

肥満は、もちろん股関節にも悪影響をおよぼします。なぜなら、重い身体を支えようと踏ん張るため、股関節が自然と外向きに開いてしまうからです。

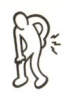

特に、股関節の右が歪んでいる方は、循環器系や呼吸器系に問題がある方が多いです。

そうすると、余計、太ってしまいます。

首と肩のこりをとると、筋肉の緊張がほぐれて、脳に行く血流量が増え、十分な糖分が供給されるので、甘いものをあまり食べなくても良くなるのです。また、身体の中に蓄積された余分な水分や老廃物が流れやすくなり、少しずつ痩せてくる場合があります。数回の施術だけで4～5キログラムほど痩せる方も多いです。

ポイント

脳への血流を確保しよう
不必要な糖分を避けることが可能

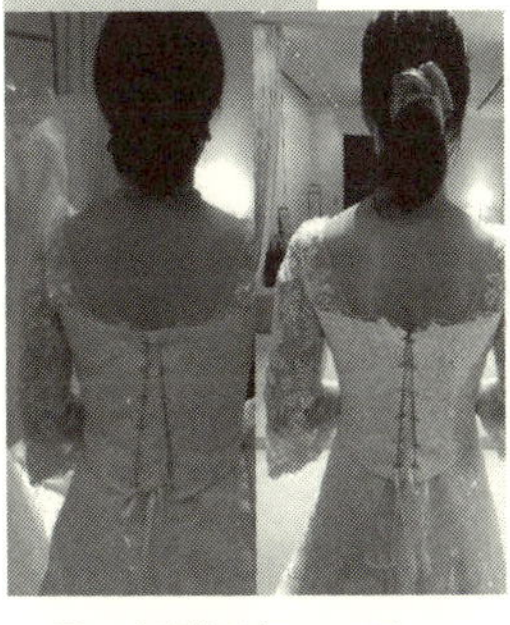

身体の歪みがとれると、痩せやすくなる！

結婚式までの2ヶ月間で-10kgのダイエットに成功！

図4　お客様のビフォーアフター

どちらが軸足かで
どんな不調かが
わかる！

足つぼマットの台に、いつも立っている感じで数分乗ってもらいます。
すると、足裏の左右のイボイボの跡が全然違うお客様がおられます。

左足にイボイボがついていたのであれば、左足の方に体重が偏っているということです。

したがって、体重の掛け方が偏ってしまっているという現状を認識した上で、それの原因を追求して欲しいと思います。

このように体重の掛け方が偏っていることが、身体の不調に影響するということを今まで教わったかと聞いても、どこでも教わったことがないとのことです。それが現状です。
したがって、私の股関節矯正セッションでは、足裏のイボイボが証拠ですから、

左足に体重がいっぱい乗っているのだとお伝えしております。

それはなぜかというと、股関節の角度によって、正しい方向に体重が行くからです。

ある実験をしてもらうと、わかることがあります。

昔の体重計でダイヤル式のものを覚えてますでしょうか。バネみたいな体重計です。

今のデジタル式ではないものです。ダイヤル式の体重計を二つ、足の横幅に合わせて置きます。それぞれの足を乗せて、体重を測るのです。

いつものように立ってもらいますが、中には左足の体重計の方が30キログラム、右足は25キログラムというパターンがあるのです。

このような実験は、皆さん、やらないと思います。

今、最新のデジタルの体重計には、どちらの足の方がベタついているかを測定する体重計もあるので、それも活用すると良いと思います。

ダイヤル式の体重計がなくても、簡単に足つぼマット（イボイボマット）のような台に乗ることによって、はっきりわかるのです。

このイボイボの跡の形は年齢に比例するというよりは、股関節のズレがひどければひどいほど、大きな跡がつくようになっています。ある男性の方にイボイボの足つぼマットに立ってもらいました。

驚くことに、親指だけに跡が付かなかったのです。親指に力が入らない方なのです。

足つぼの世界で言えば、
親指に刺激が全然ないわけです。

したがって、足の親指が刺激されない分、自律神経系やホルモン系の働きを司る「脳」の反射区が刺激されないのですから、体調が偏ってしまうのです。

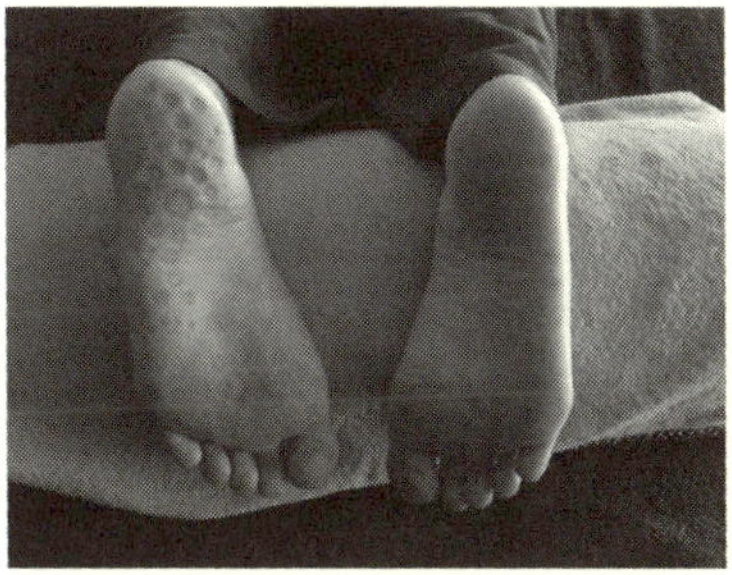

図5　足裏のイボイボの凹み

身体の歪みは
あらゆるところに・・・
サインが出ている

足つぼマットに乗ってもらい、
足裏のイボイボの凹み具合を見ると、
左足に体重がたくさん乗っていることがわかる

グループセッションで様々な事例からの学び

複数人が参加できるグループセッション形式の場合は、他の人の症例をリアルタイムで見るので、いろいろな症例を知ることができます。

他の方の症例を見て、原因を知って解決策がわかったら、「そうなんだ！」と納得するのです。そうすると、

「あの人に教えたい！」

「誰かが同じ悩みで困っていたら、私の知っていることで助けられたら良いな」

「学んだことを一人占めするのはもったいないよね。みんなに伝えたい！」

「嫌いな父には絶対教えない！（笑）」

と言ってみんなが盛り上がってくるのです。


グループセッションで症例があればあるほど、多くの事例を知ることによって、身体の取扱説

明書が手に入ることになるのです。

それは、ご自身のご家族にもお伝えすることができます。

それは本当に素晴らしいことで、私が施術家をやり続けている目的の一つであり、原動力です。

ポイント

家族のためにも他の人の事例を学んでみよう
自分だけではわからないパターンがわかる

健康で幸せになることを自分に許可しよう

私たちは不調がある場合、「なかなか治らないなぁ」と思いつつ、5年10年20年30年、そのような状態が続いてしまうと、これはもう絶対治らないという意識が強くなり、24時間、治らないものという脳の設定になってしまいます。

歪んだ思考では、ネガティブな感情ばかりが強くなり、幸せな人生を送ることが難しくなってしまいます。

そこで、この股関節矯正をしますと、今までの身体の状況が変化して参ります。

その時に、今までと同じように治るわけがないと思うよりかは、「このやり方なら改善する、どんどん良くなるのだ」と思い、アファメーションのように口に出したり、紙に書き出したりしても良いかと思います。

「この不調な状態から解放されることを許可する」

と言葉にすることがとても大切です。脳は、ご自身が仰《おっしゃ》った、「治す、改善することを許可する」という言葉を聞いておりますので、脳の設定が許可する方向に変わります。

そのことにより、脳が身体を治そうとする働きを起こすという理屈になります。今まで否定していた治らないというネガティブな思考を手放すことによって、身体の不調を正すという思考パターンに変わり、奇跡のような結果が得られます。

脳の使い方によって意識を変え、脳を自在に使いこなせるようになれば、おのずと潜在意識が書き換えられ、人生が変わります。

幼少期の環境などで、自分を肯定することがあまりできない人にも、許可を出すアファメーションはおすすめです。

今まで抱いていた執着や思い込み、過去に縛られていた自分のあり方などに気づき、メンタルブロックを強制解除し、自分史上最高の人生を送って欲しいと切に願っております。

ポイント

わたしは健康になって幸せを感じていい
自分自身に幸せの許可を与えよう

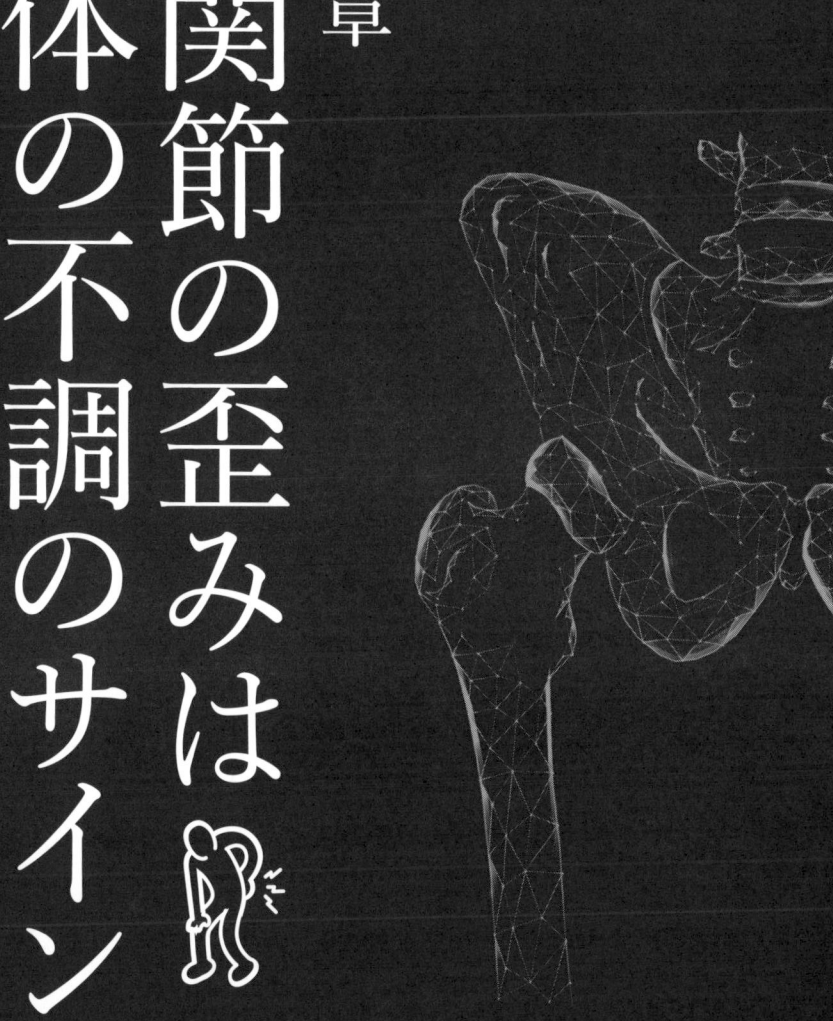

第二章

股関節の歪みは身体の不調のサイン

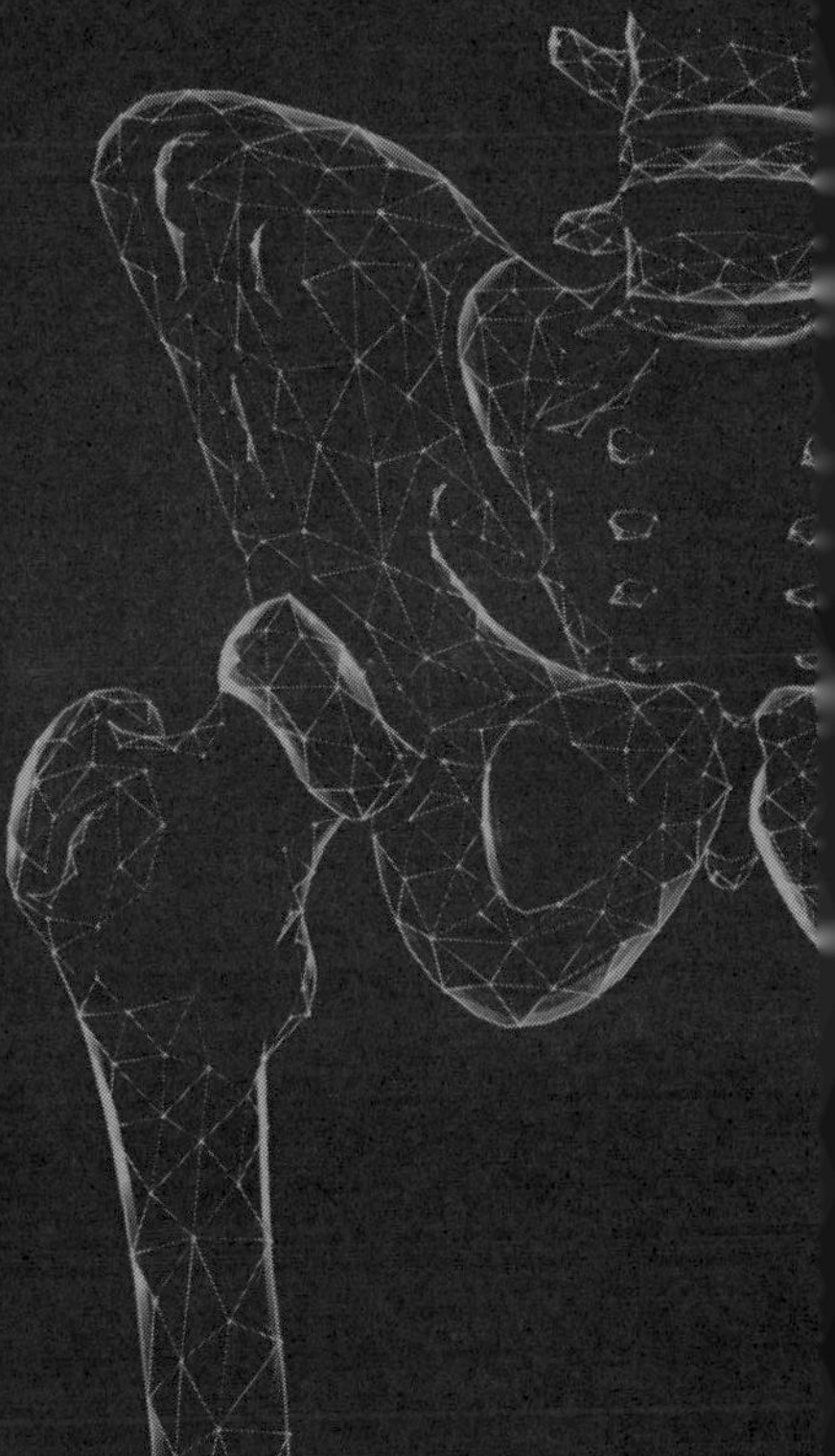

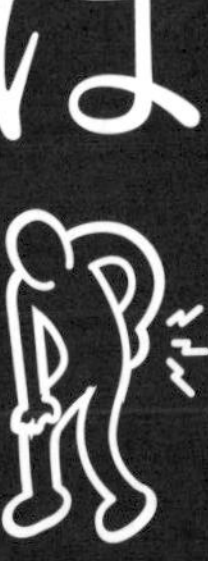

身体の不調が現れる前の予防として成すべきこと

身体の不調の予防としましては、股関節の歪みを整え、左右の均衡がとれた身体にすることにより、様々な症状と身体の不調を前もって正すことができます。未病の段階で、自分の生活習慣を見直していくことで予防にもなります。

私自身、若い頃、椎間板ヘルニアになり、多くの治療院を巡り、結果なかなかその症状を治すことができず、困っていました。その中で股関節矯正という情報に触れ、矯正法を実践したところ、ヘルニアの苦しみから解放されました。その経験により、この股関節矯正が確かなものであると実感しました。

股関節矯正には、無意識にやっている日常動作やクセという身体の偏った動きを正すということと、それを治すための手段を知って、毎日実践することが、本当に治るということにつながります。そのために立ち方、回り方、座り方、寝方、物の拾い方などの日常動作を見直していくことがとても大切になります。まず自分自身の身体の歪み方を知ることが第一歩です。

ポイント

未病を知り、股関節矯正で健康への一歩を

正座を見れば股関節の歪みがわかる

正座は身体の歪みが反映しやすく、正座をしてもらうだけで、股関節がズレていることがわかってしまうのです。

例えば、片方の親指が他方の親指に乗っている座り方の人はとても多いです。これこそが、歪んでいる証拠です。

股関節が歪んでいない人は、正座をしたら、親指がピタッと隣に並ぶのです。

歪んでいることがわかったら、次は矯正する正座をおすすめします。かかとを外側へ出して、足首を内側にひねって座ると矯正になります。

股関節が大幅に片方だけズレている人は、矯正する正座で座ると良いです。

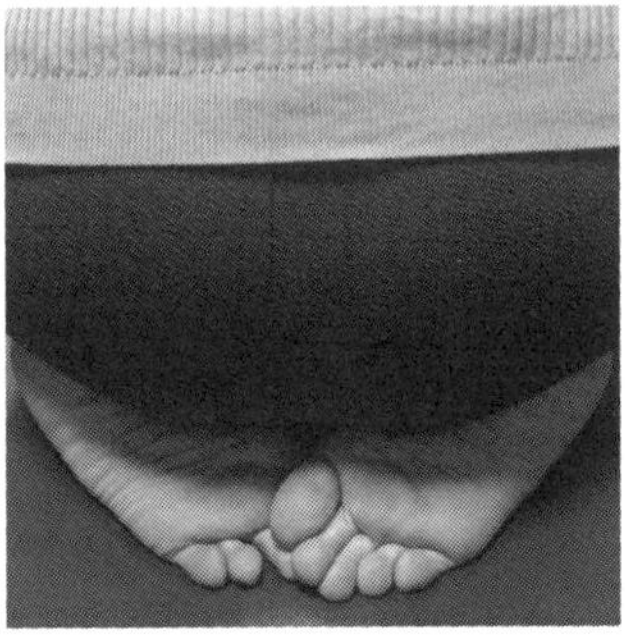

図6　足の重ね方

身体の歪みは
あらゆるところに・・・
サインが出ている

左右の足の重ね方の違いにもズレが現れる

間違った正座の形で座っていては健康に良くないのです。

正座の中心線を見れば股関節の歪みがわかる

正座した時のズボンの中心線が見える人がいらっしゃいます。

本来は、両方の太ももの内側に中心線があるので、正座した体勢では、中心線が見えないのですが、股関節がズレていると、中心線が見えてしまうのです。なぜかというと、大腿四頭筋全体が外側へ引っ張られているため中心線が表に出てくるのです。

さらに、ズボンのシワを見ることも面白いです。左だけシワがある人がいらっしゃいます。

でも安心してください。

ズレている人は、そのズレを矯正する座り方というのがある

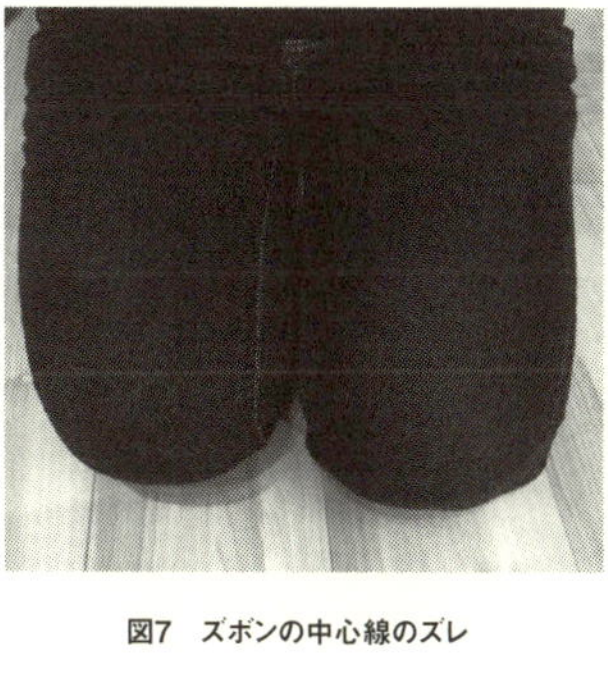

身体の歪みは
あらゆるところに・・・
サインが出ている

ズボンの中心線が見えている方の
股関節がズレている

図7　ズボンの中心線のズレ

のです。

この方法を把握できれば、股関節がズレてきたらご自身で矯正することができ、早く良くなります。お客様がスカートなのかジーパンなのかで、股関節がズレているかどうかをチェックする方法を変えているのです。

ズボンを履いていたら、座ると中心線が見えているはずです。

股関節がズレておらず、正常な脚の場合はズボンの中心線は表に出てこないのです。座っているお客様のズボンを見るだけで、股関節のズレがわかるということです。

歩き方を見れば股関節の歪みがわかる

歩き方のご説明をしたいと思います。

実は、股関節が歪んでいると、左右の歩幅が変わります。


股関節が歪んでいる脚の歩幅は大きくなり、反対側の脚の歩幅は小さくなります。

これはなぜでしょうか。ということを探ってみたいと思います。

例えば、砂浜がわかりやすいと思います。裸足で歩いてもらい足跡を観察するのです。そうすると、歩幅の違う足跡がそこに残ります。さらに足跡の形も違います。

すなわち、股関節が歪んでいる方の足跡は斜めに傾くのです。

チョップしているような形です。

股関節が歪んでいない脚の方は正常なので、指先まできちんとまっすぐな足跡が残ります。砂浜に残る足跡を見ると、歩幅が違うということが確認できるのです。

さらにビーチサンダルでも、股関節のズレがわかります。ビーチサンダルを履いて歩いた場合は、「トン・ペタン・トン・ペタン」という音がすることがあります。

雨の日に、傘を差して歩いていたら、泥がはねて左のふくらはぎばかりが濡れるということが起こります。

なぜなら、「ペタン」という音が鳴っていれば、地面を叩く感じで歩くので、泥水が跳ねるのです。

歩幅が違うと、そのような音がします。

ゲゲゲの鬼太郎の世界でも、「カラン・コロン・カラン・カラン・コロン」というような音の表現がされています。

すなわち、左右の歩幅が違うので、足の音にも違いが出ます。

そのようなクセがあるということです。ある意味、超能力です。足音を聞いて、誰の足音かがわかるということもあるくらい、足の音にはクセが出るのです。

いろいろな身体の部位に、不思議な現象が起きるのです。

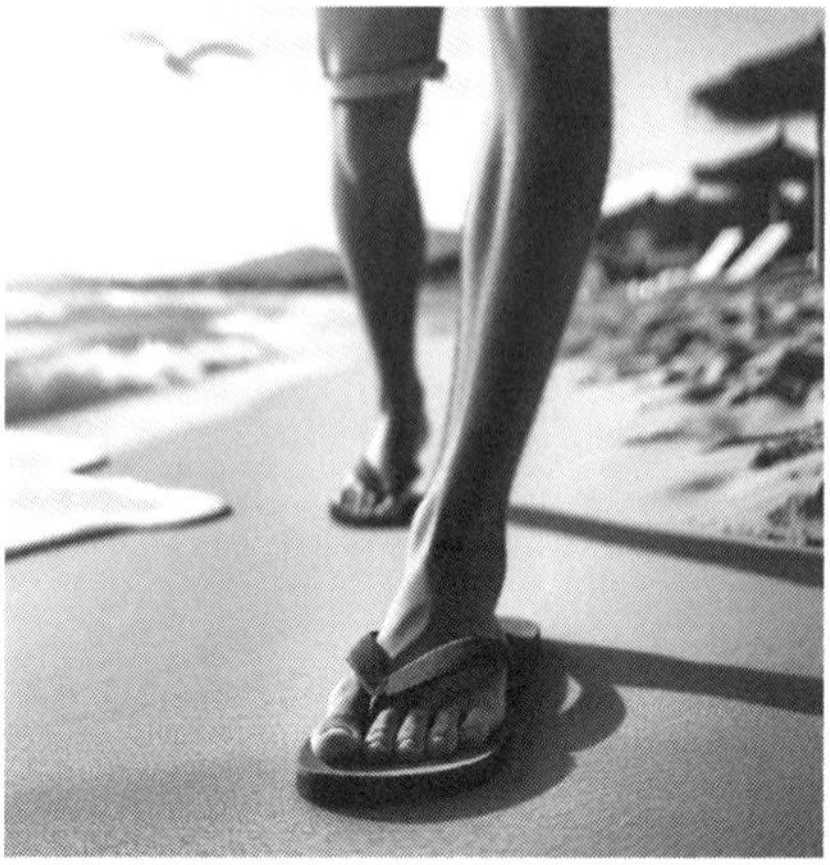

ポイント

足の音にはクセがある

スカートを見れば股関節の歪みがわかる

女性の方でしたら、股関節のズレによってスカートが右や左に回ることがあります。スカートの位置が右に回って、また左に戻す。その繰り返しを一日中している女性もいるのです。女性の皆さんのお悩みでもあります。スカートが回るということがわかれば、私はどちら回りかを聞くようにしております。

「右回り左回りどちらですか？」すると、右の股関節がズレている人は右にスカートが回ります。左の股関節がズレている人は左にスカートが回ります。さらに、右回りの人は、右上に回っていくのです。左回りも同様に左上に回ります。すなわち、徐々にスカートの位置が上に上がっていくのです。

右の股関節がズレている時は、骨盤の右側が前方転位するとともに骨盤の左側は後方転位します。

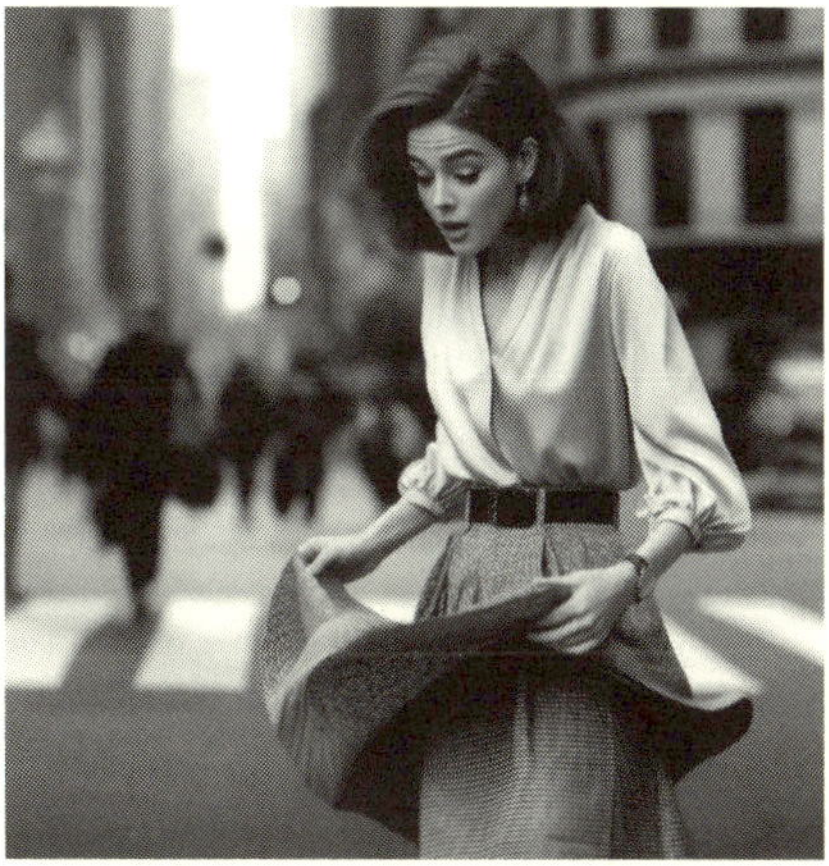

そのまま歩いていくと、一方向にくるくるくるくる回るのです。

回り方は、股関節のズレや、歩き方のクセで右回りと左回りの人がいるわけです。

私は、スカートが回っていることを発見したら、正直に伝えることにしています。

「これを放っておいたら大変なことになります」と。

すなわち、歩幅が一緒であれば、スカートは右、左、右、左と回ったとしても、回る幅が同じなので元の位置に戻ることができて、スカートが片方一方的だけに回ることはないということです。

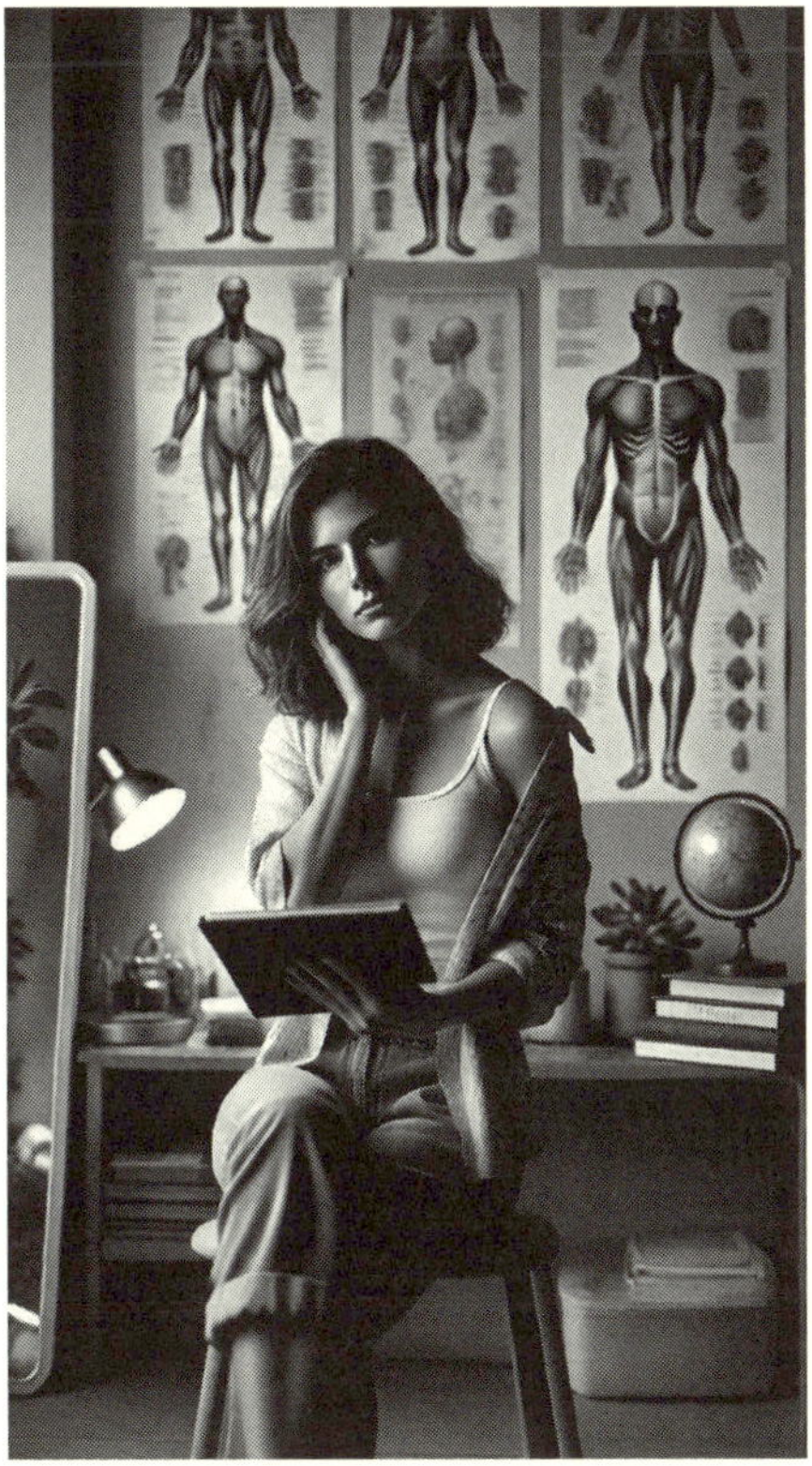

あなたがカリスマになる方法

第一章の冒頭に身体の不調は顔に描いてあると申し上げましたが、股関節がズレているということを証明してくれる身体の部位は顔の他にもたくさんあるのです。

いろいろな部位でサインを出しています。股関節以外に、証明してくれる身体の部位が3つ以上あれば、それは確信犯です。

裁判でも証人が3名もいたら、証拠としてはかなり強いです。「股関節がズレてきた罪」みたいな感じで。

私は自分自身が助けられた経験から、股関節については人より何倍も研究したい分野であるため、一般の方と見方が違うのです。ですので、ぜひ私が今まで研究してきた知恵を皆さんにも習得してもらいたいと思っています。

カリスマ整体師やゴッドハンドなど、ものすごい能力や技術を持っていらっしゃる方々に頭を下げて、施術してもらうのも良いですが、私が一番伝えたいことは、股関節の角度の理論という知識がない状態で専門家に頼っていると、自分がいつまでも自立できないのです。

つまり、自分で治すことができないのです。

その状態だと、すごいのはカリスマ整体師やゴッドハンドであって、自分はすごくなれないのです。すなわち、私が伝えたいことは「自分がすごくなる」という、自分が主役になることであり、主役になれるような知識や、股関節矯正というスキル、立ち方・回り方・座り方・寝方・物の拾い方などを学び、生活に取り入れて実践していただきたいのです。

股関節の歪みパターン

左右の股関節のズレ方には様々な組み合わせがあります。それも一人一人の身体の使い方によって異なります。今回は基本となる二つのタイプについてご説明します。

大まかに分けて右股関節が外転している方（右ズレ）、

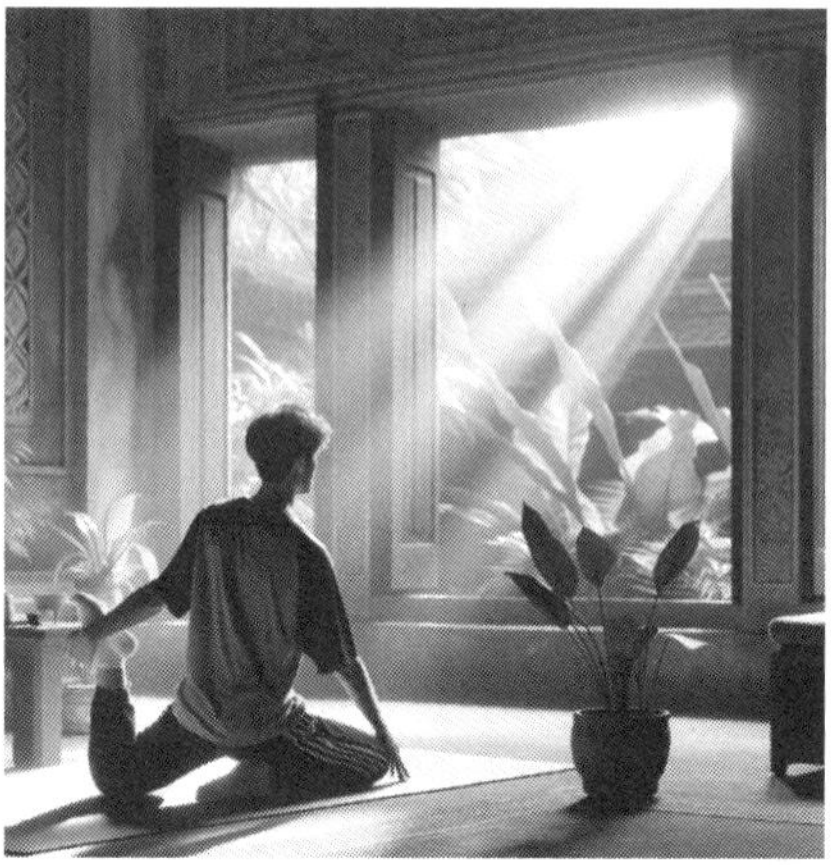

左股関節が外転している方（左ズレ）になります。右ズレの方は、右脚の骨盤が上がり、背骨は右に傾斜します。一方、左ズレの方はその逆になります。

その中にはガニマタになっているO脚の人もいれば、X脚の人もいます。O脚とは膝が外側に寄り、足首が外側に離れている状態です。X脚は膝が内側に寄り、足首が内側に向かっている状態です。いわゆる「内股」のことで、「外反膝《がいはんしつ》」とも言われています。

どちらも歩行時に膝や足首への負担が増大する可能性があります。施術の際は、どのタイプに当てはまるのか、O脚・X脚も加味した上で、細かく診ていきます。

こうした分類は、身体に現れる不調に関係しており、それぞれに現れる症状に違いが出てきます。現れやすい症状や動作パターンをまとめました（P90～91参照）。

ポイント

あなたは右ズレ？左ズレ？
比較図とイラストを見て傾向を確認しよう

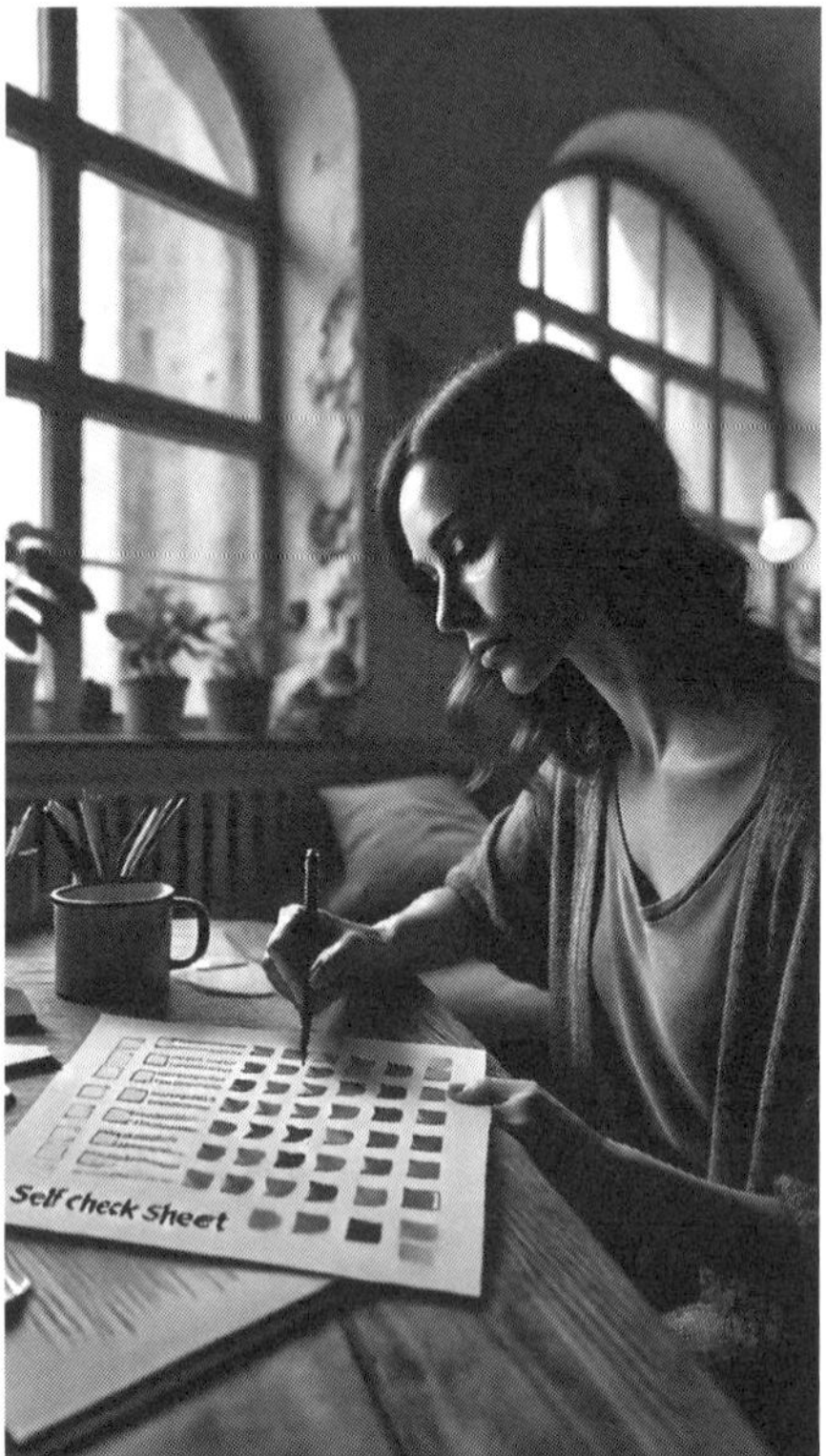
Self check Sheet

身体のねじれを生む日常動作

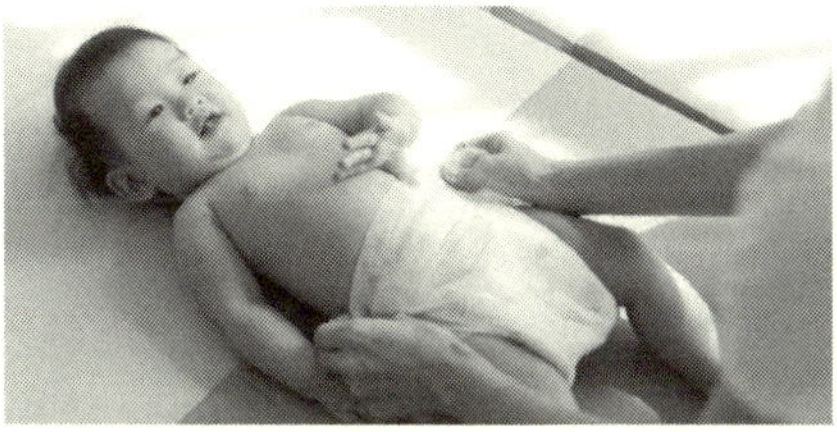

図8　間違ったオムツの当て方

股関節の角度の違いはどうして起きるのでしょうか。一部には先天性のものや遺伝的な原因、乳児の頃にオムツの当て方が悪かった、事故などによる外傷で起こってくることがあります。しかし、最も多いのは生活習慣によるものです。

身体を歪める立ち方

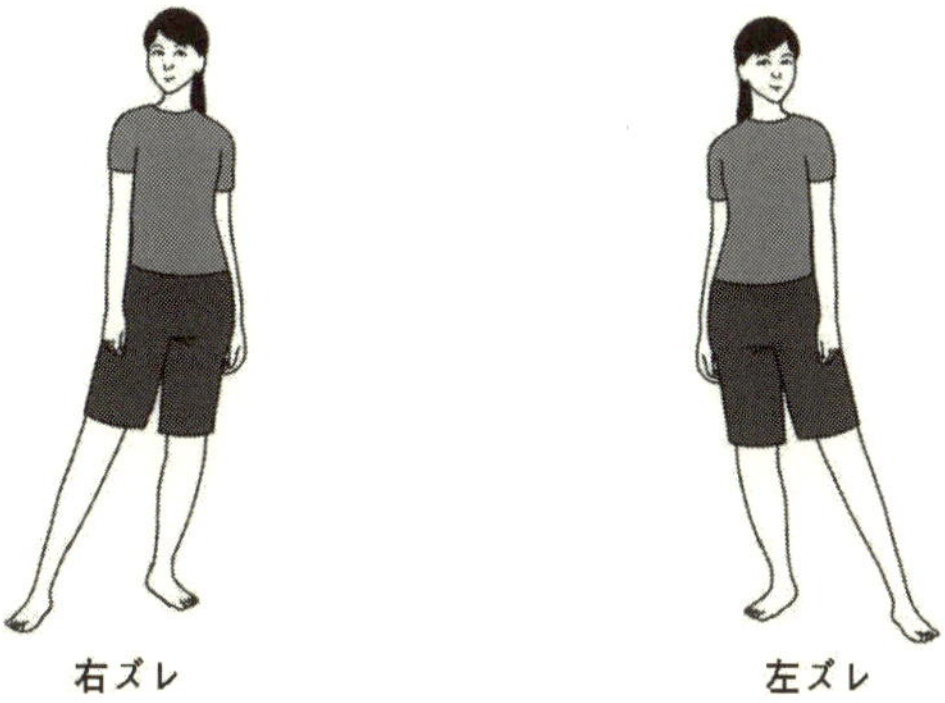

図9　【NG】片側に体重をかける。

身体を歪める椅子の座り方①

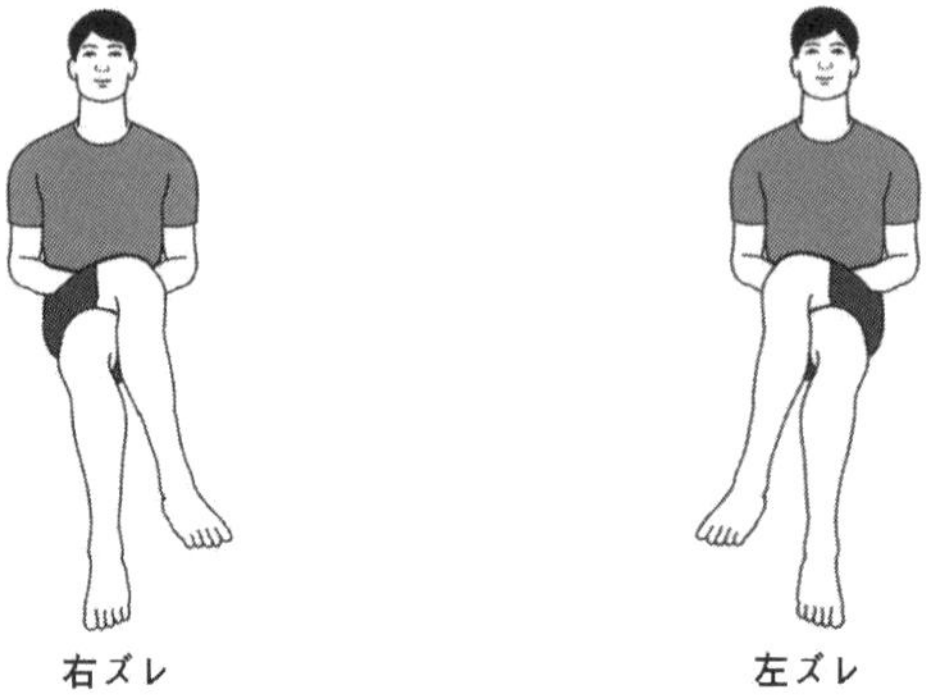

図10　【NG】片側の脚ばかりを組む。

身体を歪める椅子の座り方②

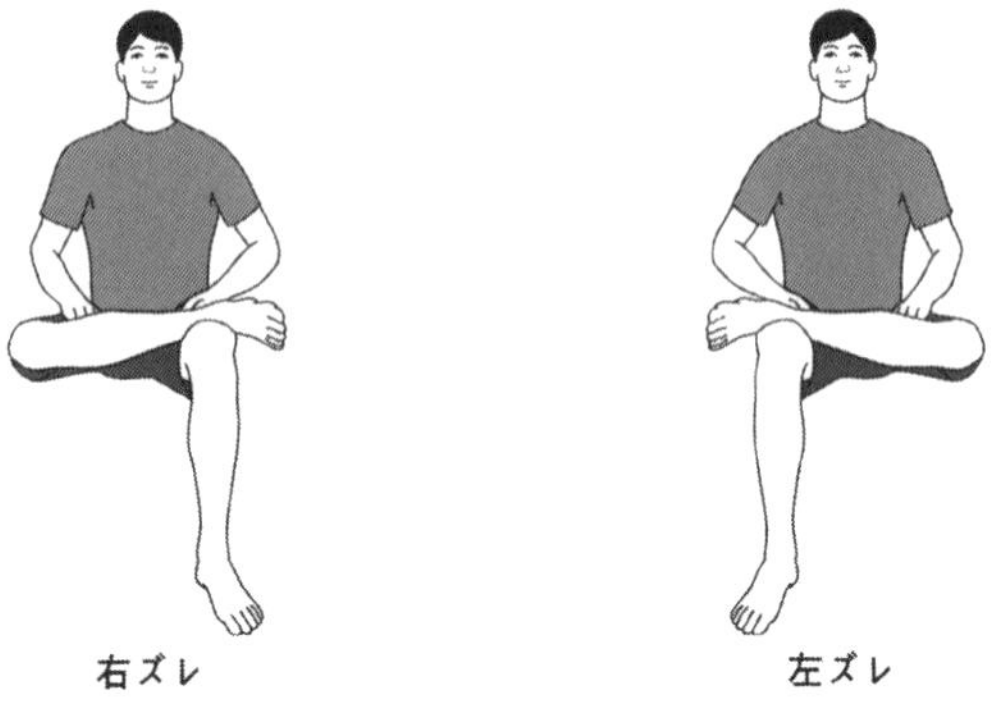

図11　【NG】片側の脚ばかりを乗せる。

身体を歪める横座り

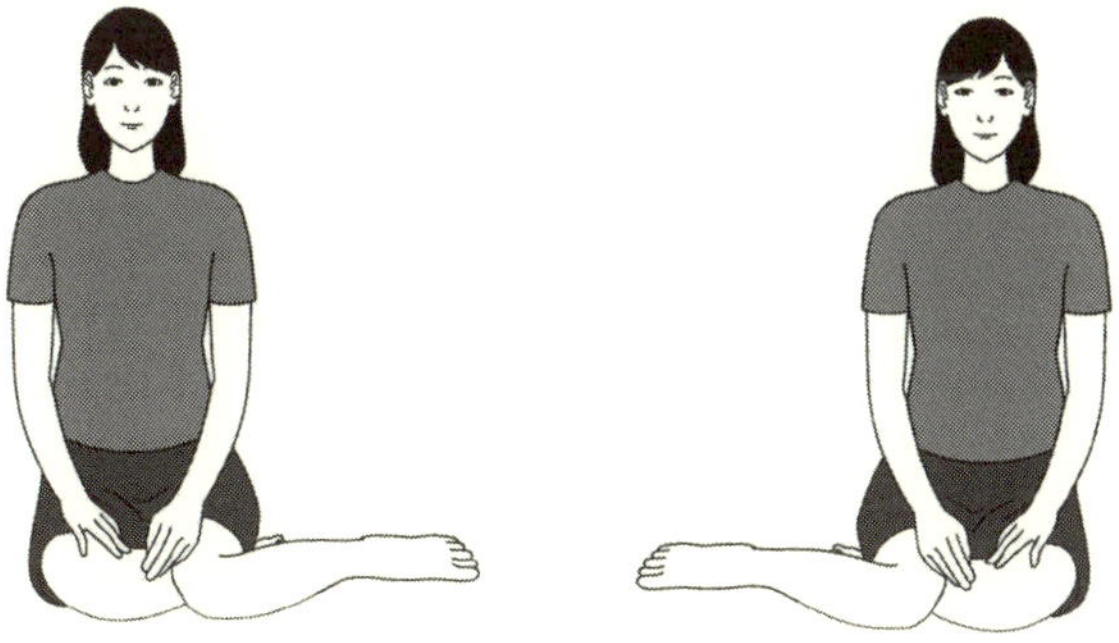

図12　【NG】片側ばかりの横座り。腰の傾きと側弯（横に曲がる）がより大きくなる。

身体を歪める正座

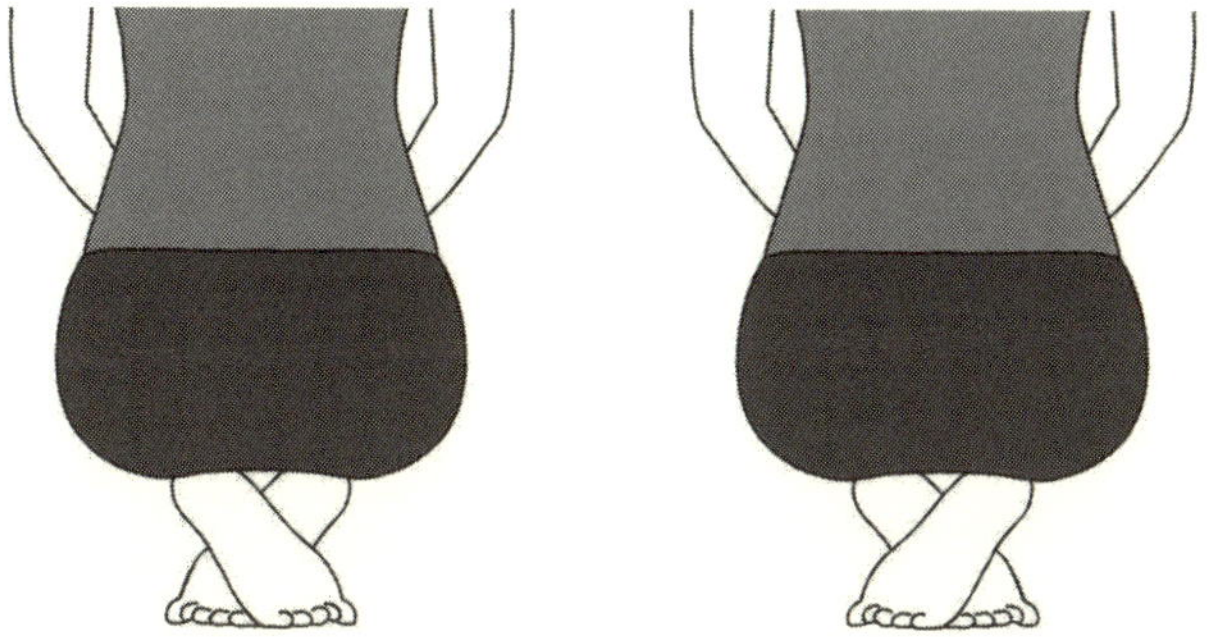

図13　【NG】足先を組んだ正座をする。足を重ねると腰の傾きと背骨の側弯（横に曲がる）が起こる。

身体を歪める寝方①

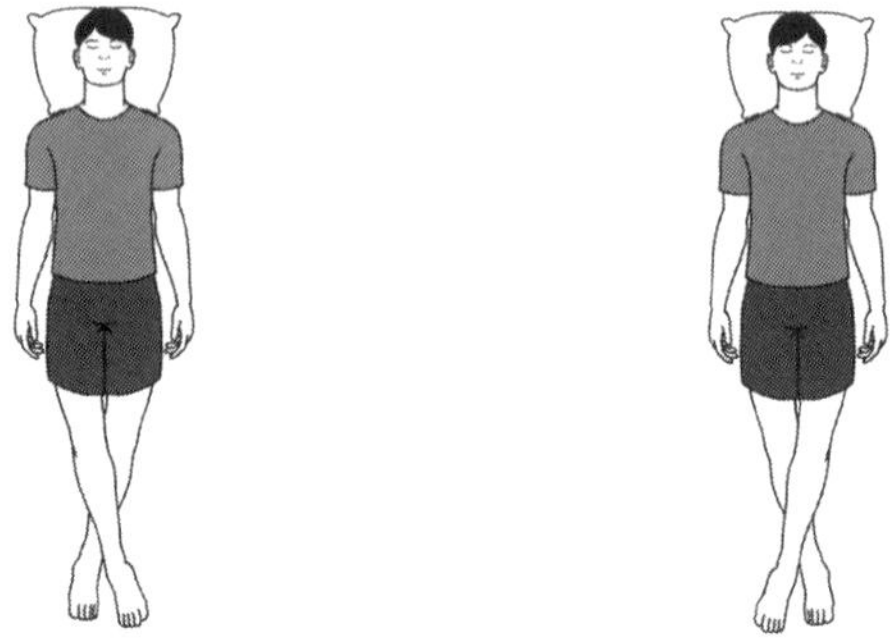

図14 【NG】片側の脚を乗せて寝る。

身体を歪める寝方②

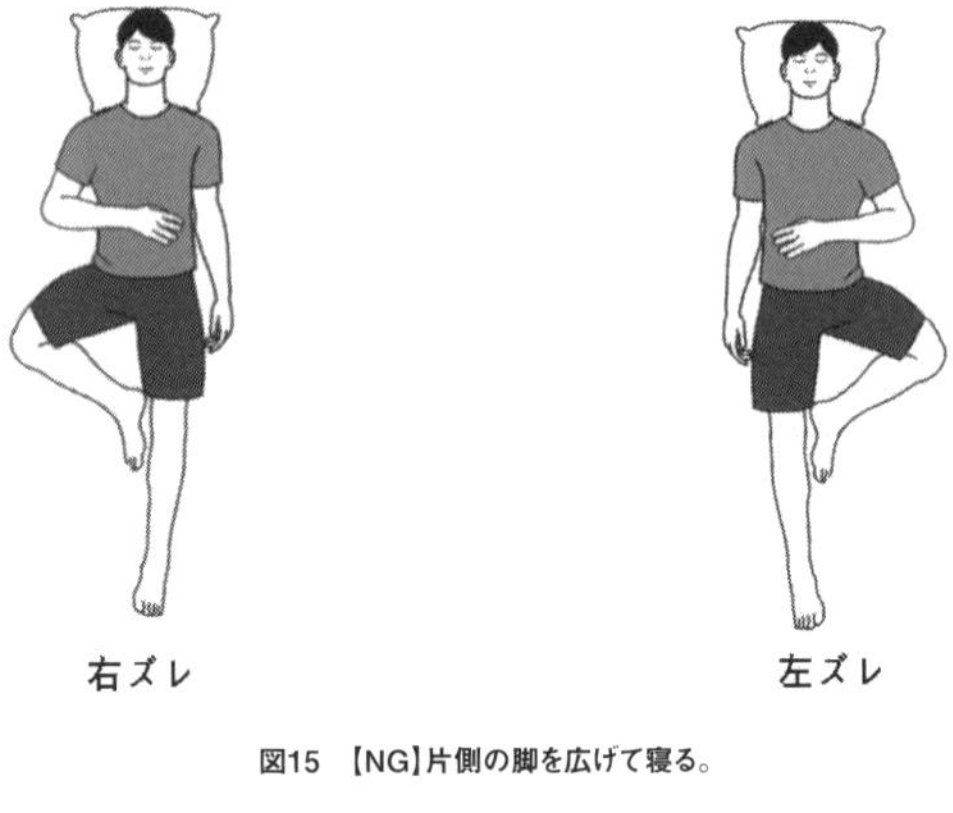

図15 【NG】片側の脚を広げて寝る。

身体を歪める寝方③

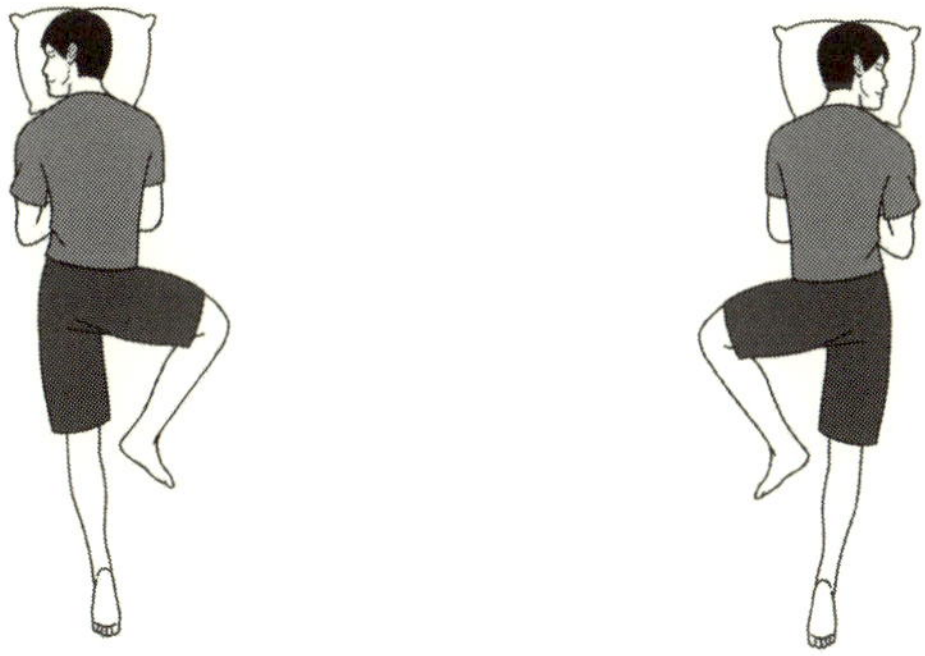

図16　【NG】片側の膝だけ曲げて股を開いて寝る。

身体を歪める物の拾い方

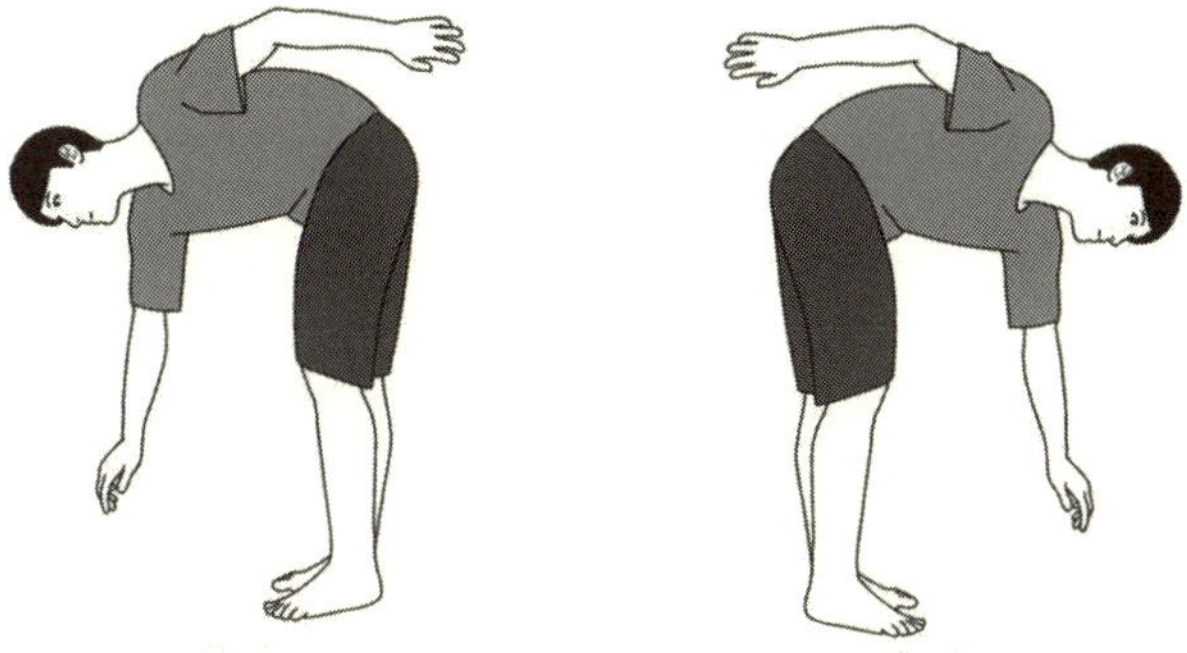

図17　【NG】片側ばかりで物を拾う。
身体が前のめりにねじれ、使う手と同じ側の脚に体重がかかり、バランスを崩し不安定になる。

身体を歪める回り方

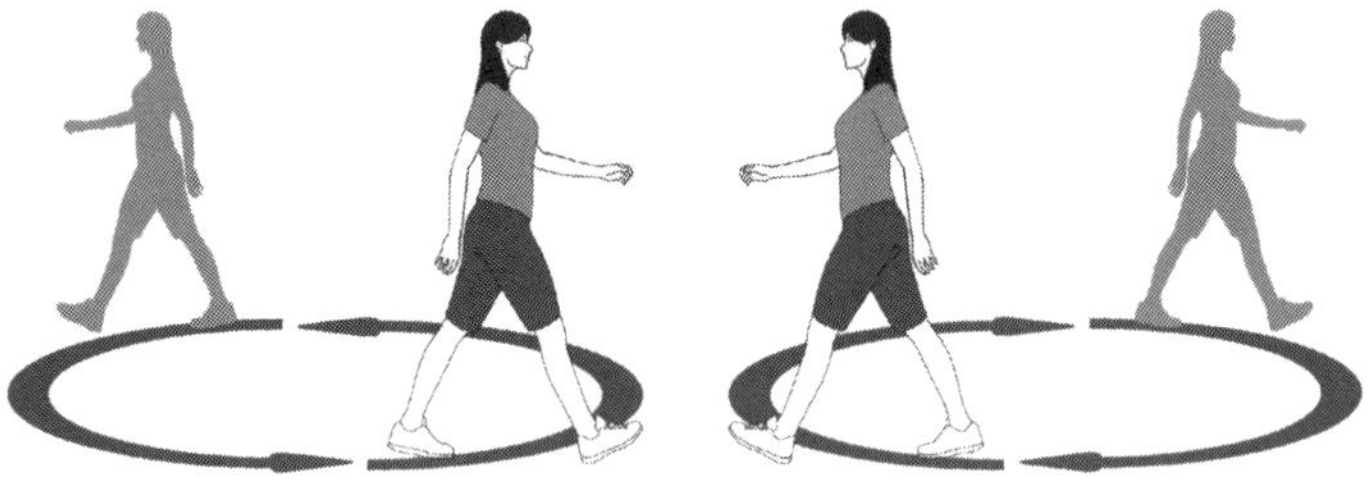

図18 【NG】常に一方向だけ回る。

逆子って治る？
歪みによる逆子で悩む妊婦さん必見！

お腹の中で胎児は通常、頭が下を向いている姿勢で過ごします。この姿勢を「頭位《とうい》」と言う一方、胎児の頭が上にあり、お尻や足がお母さんの骨盤にある姿勢を「骨盤位《こつばんい》」と言い、これがいわゆる「逆子」のことです。

逆子の場合、お産の時にいろいろな問題が発生する可能性があり、普通分娩（一般的な経膣分娩）はリスクが高いため、原則的に妊娠34週前後での帝王切開が推奨されています。

逆子の場合、お母さんのお腹にいる時、出産時の状況などにより、赤ちゃんの時から股関節が歪んでしまうことがあります。よく観察すると、まだ歩いてもいない赤ちゃんの顔に左右差があるのは、股関節が歪んでいる場合が多いからです。

そもそもお母さんの股関節が歪んだ状態で妊娠をした場合や、子宮そのものに何らかの異常がある場合、お母さんの身体の歪みにより、胎児の発育や成長過程で骨盤内のスペースが確保できず、逆子という現象が生じるのではないかと考えます。

実際に逆子の方が股関節矯正にいらっしゃった後に、身体を正すことで、「胎児が正常な位置に戻り、無事出産できました」という報告もあります。妊婦さんの身体の歪みのバランスを整えることは、お腹の赤ちゃんのお部屋を「広く」「丸く」「柔らかく」「温かく」良い状態に整えることになります。

・**単殿位**（たんでんい）……胎児のお尻が下で、V字型の姿勢をしており、骨盤位の8割が単殿位なら経膣分娩も可能です。

・**複殿位**（ふくでんい）……胎児があぐらをかいた姿勢で足とお尻が産道を通ることとなり、頭より大きくなってしまいます。経膣分娩も可能ですが、状態によっては緊急帝王切開となる場合もあります。

・**足位**（そくい）……両足で立った姿勢を「全足位」、片足で立った姿勢を「不全足位」と言い、足から出てくるので、頭が最後になり胎児に危険がおよぶので、帝王切開での出産がほとんどです。

・**膝位**（しつい）……両膝をついた姿勢を「全膝位」、片膝をついた姿勢を「不全膝位」と言い、足位と同様に帝王切開での出産がほとんどです。

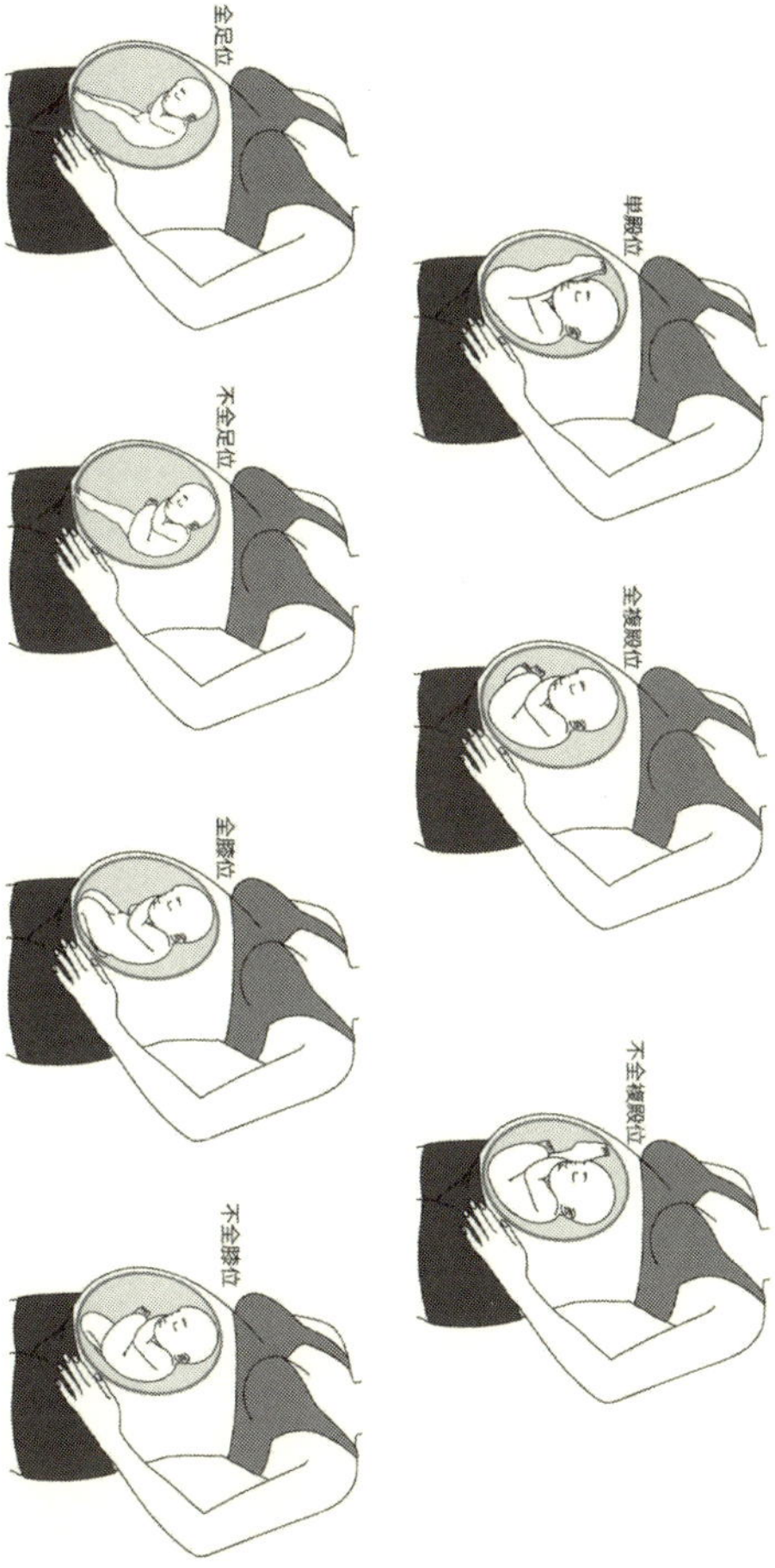

図19　骨盤位（逆子）の種類

身体を
健康にする
5つのカギ

次にお伝えする、股関節のズレを正す5つのステップを実践することによって、あなたは日々の生活を送るだけで、健康に向かうためのコンパスを手に入れることができるようになります。

このコンパスを手に入れることによって、

自分の周りの人に秘訣《ひけつ》を教えたくなるのです。

この秘訣を日々実践して、身体が健康に戻ったら、さらに他の人にも教えてあげる流れができるのです。

専門家の施術を、早く卒業しましょうというのが目的です。

循環の法則です。

股関節がわかるとスポーツの見方が変わる

歩く時は、足だけではなく手も動きます。

マラソン選手を見る時、私は一般的な方と観察の仕方が違います。

走る時には、手を振ると思います。

この手の振り方。例えば、どの高さまで振り上げるかでも股関節のズレがわかるのです。

左手の方が高い位置まで上がる人もいます。さらに手のひらが上を向く人もいます。

過去に、街中で私の前を歩いていた背の高い男性の歩き方が、ズレているのを発見しました。その方は、何も気づかず普通に歩いていました。私はいても立ってもいられず、声をかけて名刺を渡しました。後日、その方は当院にお越しになりまして、施術をさせていただきました。

右の股関節が外にズレていると、右の肩も外にズレることになります。仰向けに寝てもらい、手を台の上に下ろしてもらいます。そうすると、右の手がチョップのようになっていることが多いです。

さらに、症状が酷い人は、手のひらが上に向いてしまうのです。仰向けに寝てもらうだけでも股関節のズレがわかるのです。

股関節のズレは「顔」「手のひら」「手の位置」「正座の仕方」「歩き方」など、いろいろな身体の部位にサインが出ていますので、その事実をまずお客様に解説をしてお伝えします。

何ヵ所もの身体の部位に症状が出ていて、
股関節がズレている証拠がたくさんあれば、
正しい身体の使い方を知って、
正しい道を歩みたくなるのも人の思いです。

すなわち、自分自身の人生の主役はあなたですので、専門家にお金を払って治してもらうだけでなく、

自分で自分をケアできるようになることも大切です。

そうすると、あなたが他の誰かを少しでも救うことができるのです。

身体の取扱説明書である、本書をしっかり読んでいただいて、身体についての知識が深まると、今までわからなかったことが、理解できるようになります。ひらがなで「りかい」と書いて、下から読むと「いかり」となります。人は理解しないでいると、後で怒りになってしまうのです。

理解すれば、
思考が変わり、行動が正しくなります。

ポイント

専門家に頼りっきりではなく自分の身体に詳しくなろう

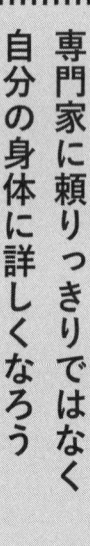

改善の日々で終点を変える

自分の身体に詳しくなり行動に移すことができたら、その日から改善の日々なのです。電車のレールのように、今日を起点に幸せな道か不幸せな道を、あなた自身で選ぶことができるということです。

股関節という身体の不調の根本原因を理解して、日々改善していきましょう。歩き方を変えるなど、いろいろな方法があります。それを続けていけば、枝葉のことまでわかるようになっていき、様々なことが改善の方へと向かっていきます。

トータル的に改善していくのです。身体の取扱説明書のようなものがわかってくると、なぜこんな簡単なことを知らないで生きてきたのだろう、皆さんそう仰います。

私のところにお越しになるプロスポーツ選手を中心とした、身体が資本であるプロの職業の方には特に言われます。時には怒られます。

「何でもっと早く教えてくれなかったのですか!」と。

それほど、骨格の根本的なものが股関節にあるということです。大きな岩にはぶつからないけれども、小石で転ぶわけです。だから、「小事に忠実なのは大事に忠実なり」と昔から言うように小さいことだけど、サインはちゃんと出ているのです。ですので、サインをちゃんと見ていかないと、曲がった方向へ歩んで、不健康になっていくのです。

ポイント

「小事に忠実」が健康への第一歩
股関節のサインを見逃さない!

日常動作から股関節の歪みを自己チェックしてみよう！

ほとんどの人に何らかの股関節のズレがあります。あなたは左右どちらの股関節がズレているでしょうか。簡易チェックリストをご紹介します。当てはまるものをチェックして、股関節が正しく機能しているか確認しましょう！

［立っている時］

□❶左脚に体重をかける　□❷右脚に体重をかける

［椅子に座っている時］

□❶右脚を上に組む　□❷左脚を上に組む

［横座りする時］

□❶左へ脚を出すと楽　□❷右へ脚を出すと楽

［正座する時］
□❶右脚のつま先を上にする　□❷左脚のつま先を上にする

［歩く時］
□❶歩き始めの一歩が右脚　□❷歩き始めの一歩が左脚

［回る時］
□❶左回りばかりする　□❷右回りばかりする

［後ろを振り返る時］
□❶左にひねって振り返る　□❷右にひねって振り返る

［寝る時の姿勢］
□❶右横を向くと楽　□❷左横を向くと楽

［ものを噛《か》む時］
□❶左奥歯に力が入りやすい　□❷右奥歯に力が入りやすい

［口の歪みと頬の形］

□❶左唇が上がり、右頬が大きい（右唇から涎《よだれ》が出やすい）

□❷右唇が上がり、左頬が大きい（左唇から涎が出やすい）

［物を拾う時］

□❶左手で拾う　□❷右手で拾う

［ズボン・スカートを履く時］

□❶右脚から　□❷左脚から

［靴底の減り具合］

□❶右外側の減りが激しい　□❷左外側の減りが激しい

［つまずいたり、捻挫したり、痛める脚は］

□❶右脚が多い　□❷左脚が多い

□❶が半分以上ある人は　右ズレ（右脚が長く見える）
□❷が半分以上ある人は　左ズレ（左脚が長く見える）

セルフチェックをして、自分の歪みの傾向がわかったら、日常生活での動作を中心にした矯正法をお伝えします。

股関節の歪みを調べる方法

両脚の長短、ねじれ度合いから、股関節の状態をチェックする方法です。手伝ってくれる人が必要なので、家族や友人などと誘い合わせて行うのが良いでしょう。チェックする人はつま先の方に座ります。

①平らな床の上に仰向けに寝て、両足をまっすぐに伸ばす
②骨盤を水平にし、両側の骨盤上部の丸い先端部（上前腸骨《じょうぜんちょうこつ》棘《きょく》＝ASIS）を軽く押さえて、左右の高低差を見る
③両足を伸ばした状態でかかとの内側をつけ、どちらの股関節

股関節の歪みを調べる方法

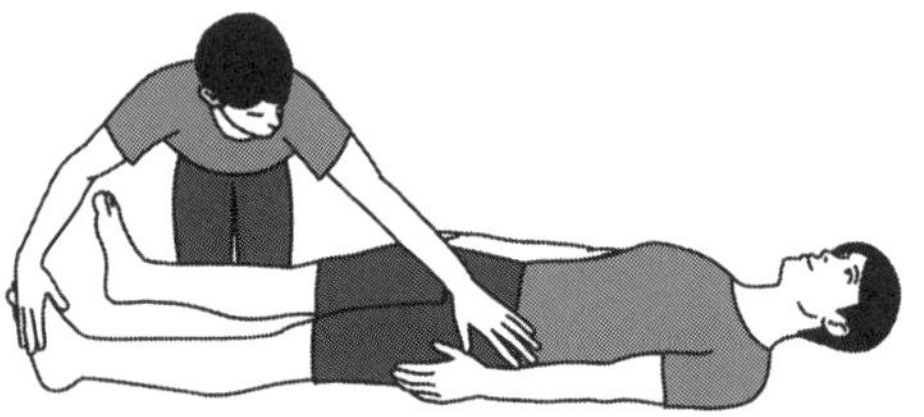

図20　股関節のねじれ度合いチェック

が開いているかを比較する

④足首を内側にひねり、つま先が床につくかをチェック

両方を比べて、明らかに、

右がつかない場合・・・右ズレ

左がつかない場合・・・左ズレ

※片側の股関節のズレによって左右の上後腸骨棘《じょうこう》（ＰＳＩＳ）の位置が前傾したり後傾したりします。また、それにより、脚の長さに長短ができてしまいます。

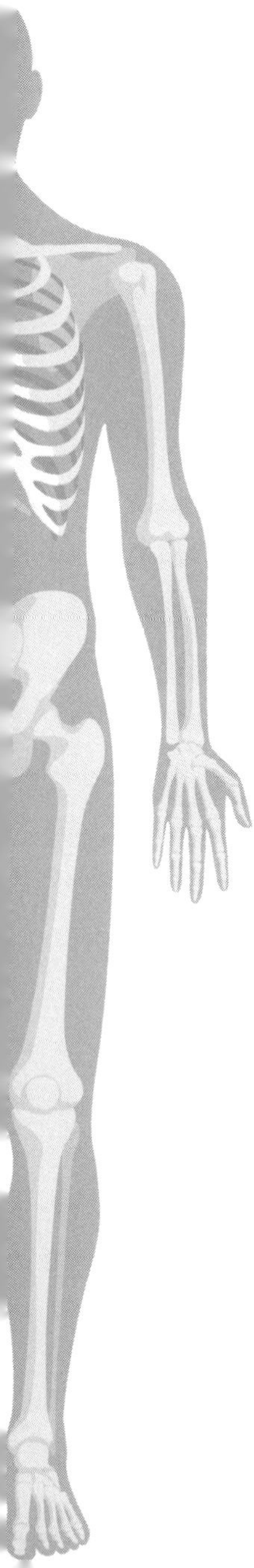

【右ズレ】

□	呼吸器・循環器に症状が現れやすい （喘息、不整脈、狭心症、盲腸、アレルギー体質など）
□	左頭痛、左歯痛、左肩痛など左上半身痛が多い
□	右側の肋骨、骨盤が前に出ている
□	右脚が外に開きやすい（右脚が長く見える）
□	右側の腸脛靭帯が硬い
□	左ふくらはぎが攣りやすい（こむら返り）
□	ハゲやすい
□	太りやすい（痩せにくい）
□	右唇から涎が出やすい
□	汗をあまりかかない
□	左目でウィンクしやすい
□	左奥歯にばかり力が入りやすい
□	左肩でカバンを持ちやすい
□	左手で物を持つことが多い（力が入る）
□	左側に体重をかけやすい
□	右外側がチョップのような足跡になりやすい （砂浜で左右の足跡に違いが出る）
□	右脚の歩幅が大きい
□	右脚を組むことが多い
□	左側に振り返りやすい
□	左横を向くと寝やすい
□	スカートが右に回りやすい
□	右側の靴底の減りが激しい

【左ズレ】

- □ 消化器・泌尿器・生殖器に症状が現れやすい（婦人科系疾患、胃腸が弱い、ニキビができやすいなど）
- □ 右頭痛、右歯痛、右肩痛など右上半身痛が多い
- □ 左側の肋骨、骨盤が前に出ている
- □ 左脚が外に開きやすい（左脚が長く見える）
- □ 左側の腸脛靭帯が硬い
- □ 右ふくらはぎが攣りやすい（こむら返り）
- □ 白髪になりやすい
- □ 下半身が太りやすい
- □ 左唇から涎が出やすい
- □ 汗をかきやすい
- □ 右目でウィンクしやすい
- □ 右奥歯にばかり力が入りやすい
- □ 右肩でカバンを持ちやすい
- □ 右手で物を持つことが多い（力が入る）
- □ 右側に体重をかけやすい
- □ 左外側がチョップのような足跡になりやすい（砂浜で左右の足跡に違いが出る）
- □ 左脚の歩幅が大きい
- □ 左脚を組むことが多い
- □ 右側に振り返りやすい
- □ 右横を向くと寝やすい
- □ スカートが左に回りやすい
- □ 左側の靴底の減りが激しい

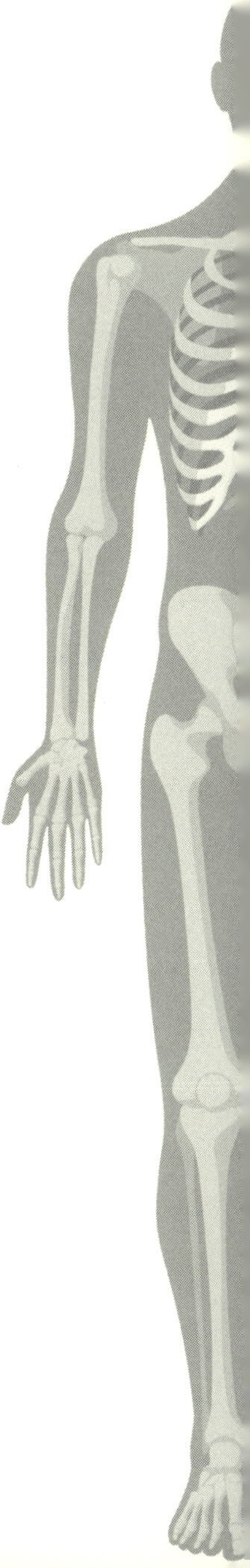

右ズレに多い顔の特徴

・髪の毛を右からわけている
・左の側頭部の髪の毛のボリュームが多く、ふっくらまたは跳ねている
・右眉毛の生え際がばらけている
・左眉毛は鼻とつながっているように見える
・左目が小さく、眼圧が高い（利目が右目）
・左鼻が硬い
・右頬がふっくらしている
・左にほうれい線がくっきりと出ている
・左唇と左鼻翼が高い
・左耳が小さい

典型的な例

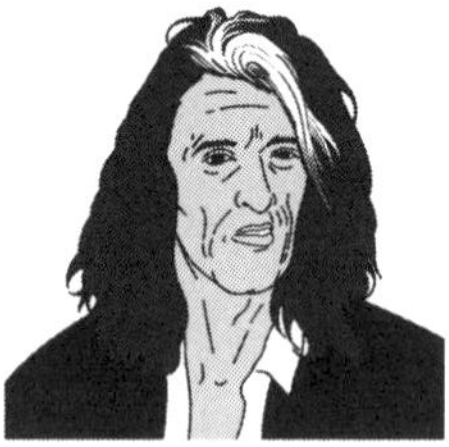

ジョー・ペリー / Joe Perry

顔の特徴説明

ロックバンド、エアロスミスのリードギタリスト・ジョー・ペリーの顔の歪みを誇張したイラストを見ますと、左の表情筋に緊張が見て取れます。若い時は、あまり目立っていませんでしたが、それでも左側に緊張があり、年を追うごとにそれがさらに緊張しているようになっています。即ち、身体の左の方が緊張していますので、彼がステージ上で心臓発作を起こしたのも心臓がある左側が緊張しているのですから、何か関係があるのではないでしょうか。

左ズレに多い顔の特徴

・髪の毛を左からわけている
・右の側頭部の髪の毛のボリュームが多く、ふっくらまたは跳ねている
・左眉毛の生え際がばらけている
・右眉毛は鼻とつながっているように見える
・右目が小さく、眼圧が高い（利目が左目）
・右鼻が硬い
・左頬がふっくらしている
・右にほうれい線がくっきりと出ている
・右唇と右鼻翼が高い
・右耳が小さい

典型的な例

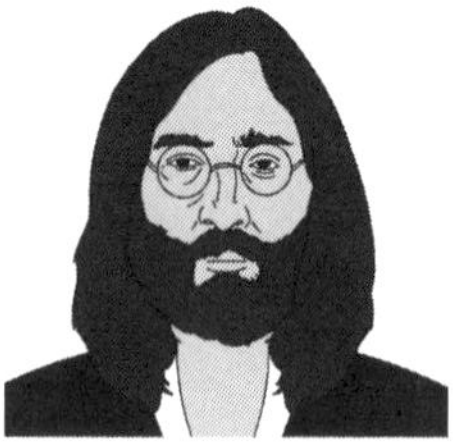

ジョン・レノン / John Lennon

顔の特徴説明

ビートルズのジョン・レノンの顔を見ますと、 左股関節が外転しているのがわかります。左ズレの方の特徴は胃腸の悪い方が多く、彼はカナダのトロントで、久しぶりにライブで演奏した際に緊張してしまいライブ前に嘔吐してしまったことはビートルズファンならみんなが知っているところです。彼の顔を見れば、髪の毛の分け目が左側、左側の眉毛の付け根がばらけています。鼻が右に曲がっていて、右目の方がいささか小さいです。また、演奏中の動画などを見ますと、右脚に体重をかけることが多く、左脚でリズムをとる傾向があります。左ズレの方は髪の毛はハゲにくく、痩せている人が多いです。

第三章

股関節の歪みを改善

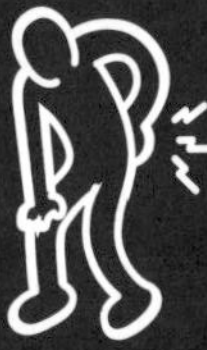

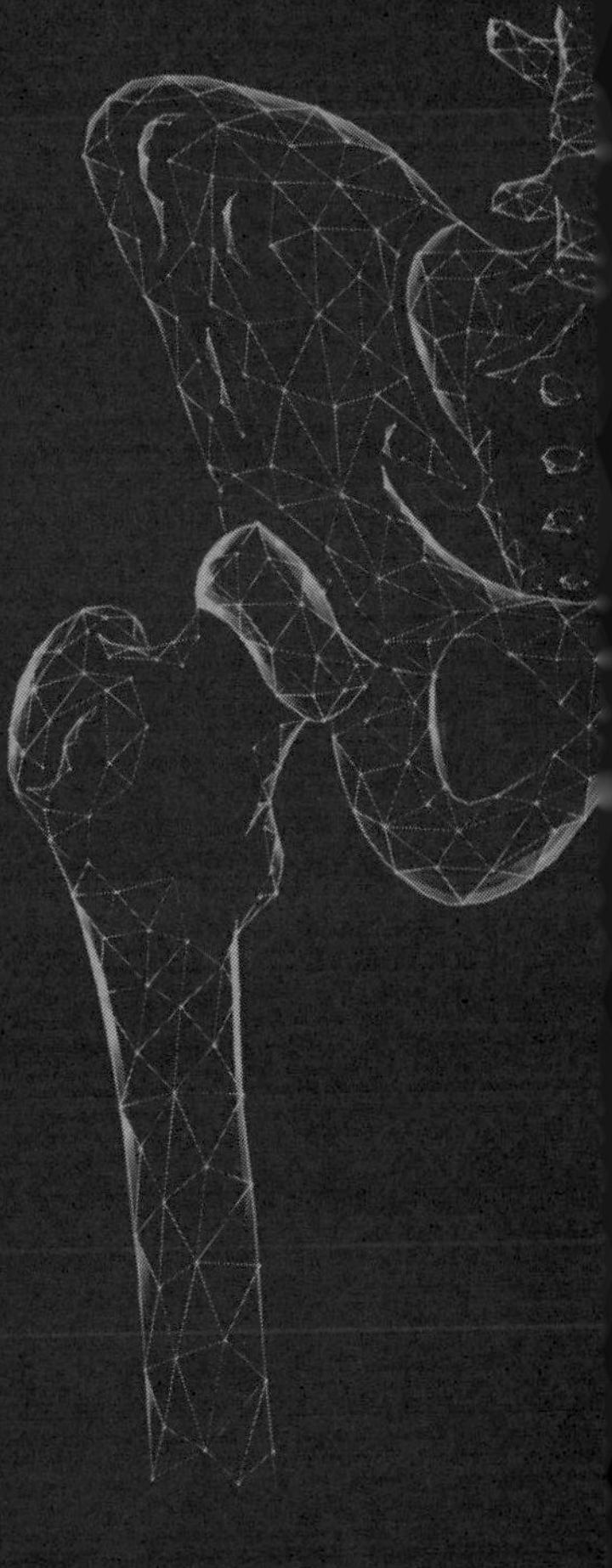

5つのカギ①
歩き方を変えて股関節の歪みを正す

歩き方に関して言えば、手の振り方が歪んでいるとは思わないです。「お控えなすって」の手の振り方が好きですよね。寅さんに負けないぐらい。

一日何回も「お控えなすって」をやっているのです。

ですから矯正するのであれば、歩幅を同じにすることがおすすめです。同じ歩幅にするぐらいで歩いていると、やはり片方（左か右か）が大きくなってしまいます。

すなわち、右の股関節がズレている人は
左脚を少し大きく出すことです。

そうすると、右脚の歩幅と同じぐらいになります。

私がお客様に行っていることは、身体を見て、どちらの股関節がズレているか把握することです。そうすることで、どちらの歩幅が大きいかがわかりますので、それをお客様にお伝えして、日々の生活の中でさらに矯正をしていただくのです。

それを数ヶ月間、もしくは数年続けていく。例えば30年もズレたまま放置されていれば取り戻すにしてもやはり、それなりに時間はかかります。

しかしながら、気づいたらすぐに矯正していく日々を送ってもらうことが、私が矯正をし続けている目的でもあります。

正すところを、専門家に正してもらってから、教わったように矯正の歩き方をする。矯正の座り方をする。矯正の回り方をする。矯正する上でできることがこと細かくあるのです。後ほど述べますので楽しみにしていいてください。

かかと or つま先どちらから歩くのが良いのか？

状況によって変わりますが、例えばマサイ族が狩りをする時に、かかとから先につくように歩いていたら、足音が大きくなるので獲物がみんな逃げてしまいます。

マサイ族を観察すると、つま先から地面につけて静かに近づいて狩りをしていることがわかります。忍者が近づいていくように。

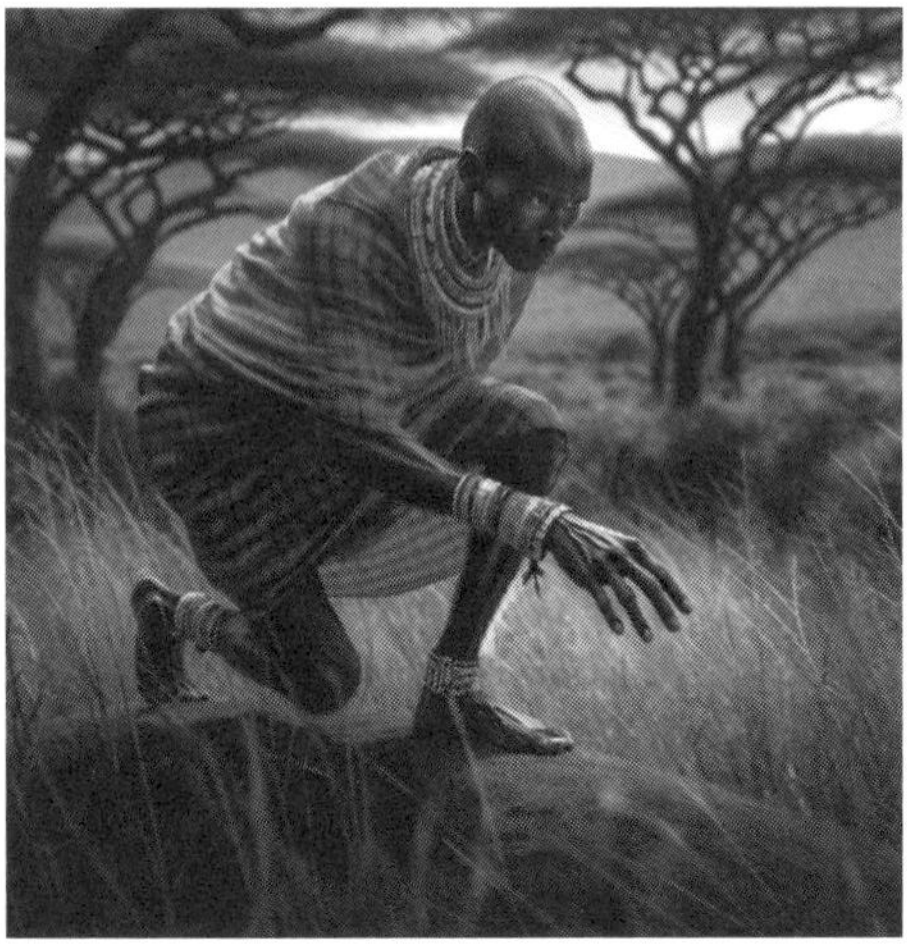

江戸時代などの昔では、下駄を履いていることが多かったため、かかとから歩こうとすると、下駄が脱げてしまいます。

すなわち、昔の日本人はすり足で歩いていました。ですから、身体をやや前に傾け、常に親指のつけ根（母指球）を意識すると、自然につま先が進行方向に向かい、足裏全体で着地することができ、安定します。足裏が均等に刺激され、背中、腰、内臓の働きまで整えられます。足の動きが良い状態に保たれれば、本当に心身ともに「満足」です。

ラグビー選手へのアドバイス

人と接触するようなスポーツ選手が来院することも多いです。例えばラガーマンが施術に来られましたら、相手の身体を見て、

「右鎖骨をタックルすれば、最も簡単に倒れるよ」

などとアドバイスをすることができるのです。

身体からのサインを、目利きできる専門家になると、相手の弱点を攻めることができることも、身体の取扱説明書を理解することで可能になるのです。

相手の弱点を知るだけでなく、自分の強みを活かすこともできます。

例えば、世界で活躍されているスポーツ選手で、スポーツ名は伏せておきますが、左側を守っている選手に助言をしたことがあります。

その選手は、左の股関節がズレていて右に回りやすい状態でした。左の股関節がズレていると背骨が右にねじれます。

ということは、右側にいて左を向く時には、身体がうまく回らず（右回りと比較して）、見えにくいのです。左回りはよく曲がらず、右回りがよく曲がるのです。ということは左側を守った方が無難なのです。そのような

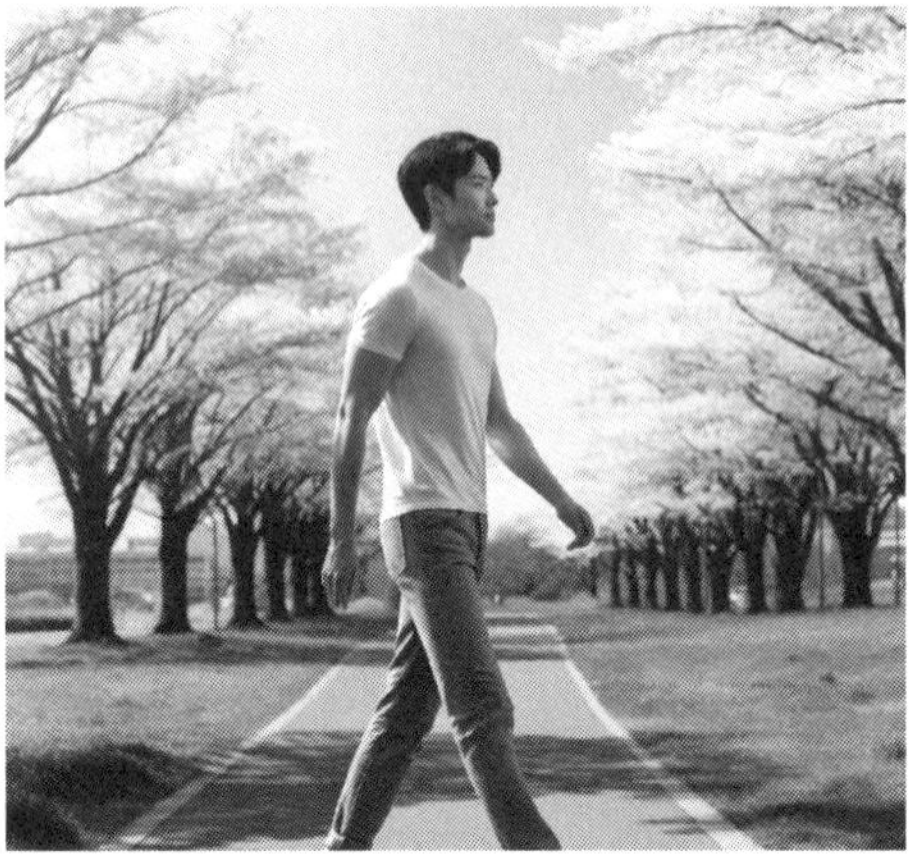

知識を伝えたところ、

「こんな知識、初めて知りました」

と驚いておられました。

いくらプロ選手といっても、身体のことをよく知らない可能性が大いにあるのです。また誤った身体の使い方はスポーツ選手にとってケガや故障の大きなリスクとなります。

私は自身の過去の経験から、股関節がいかに大切かというのを実感しており、それを伝える活動を何十年もやってきましたので、プロスポーツ選手の皆さんにも、私が得てきた知恵をお伝えしていくことを、これからもしていきたいとそう思っています。

プロチームのコーチの先生たちには、いろいろな専門分野があると思います。

スポーツトレーナーと言われる方には、いろいろと卓越した技術があるわけですけれども、そこに股関節の角度の左右の違いという理論がない場合は、ぜひ取り入れてもらえると嬉しいと思います。

とても進化してきていると思いますが、まだまだ伸び代があるということです。

すなわち、トレーナーの方も、知らないのであれば、股関節矯正や股関節の知識を素直に聞いて吸収して、そして自分の担当している方やスポーツ選手、またはお客様に股関節の知識をお伝えし、股関節矯正をやってあげられれば、伝えられれば、より良い結果が出るわけです。

皆さんでバージョンアップしていきましょうということです。

ですから私のプラチナ整体®は井上整体という自分の名前をつけなかったのです。

プラチナ整体の名前の由来は「プラチナクラスの整体をみんなでやろう」という意味なのです。

したがって、日本全国どこへ行ってもプラチナ整体ができる人がいっぱいいます、という状態になれば、身体のことを理解する方が増えると考えています。

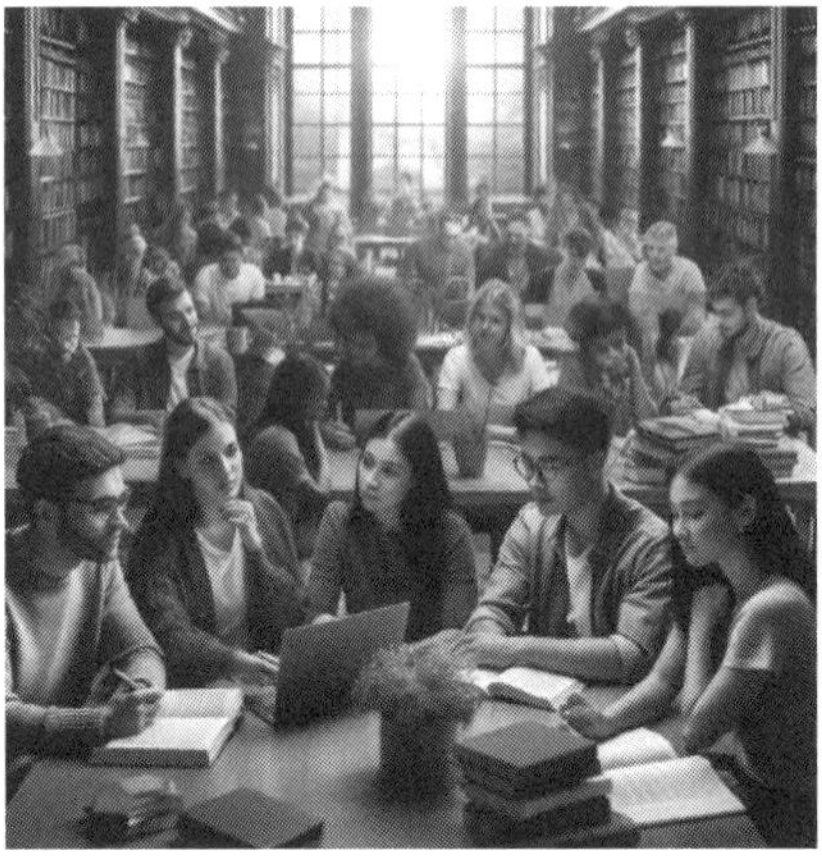

そのように真実を追求するということを中心に考えているので、私が有名になれば良いとか、そういうことはどうでも良いのです。

いろいろな先生が日本全国でも世界でも研究されていますので、素晴らしいテクニック、そういったものがたくさんある中でそれを総体的に見て、どのようなところが本当は足りないのか。

そこに、本当は気づかないといけません。それなしでは、すごい技術をやっているようでも、お客様のためになっていない可能性があるということです。

例えば、貧しい国に援助をするのはすごく良いことですが、一方で、その人たちが働ける環境を作ってあげたりすることができれば自立していくわけです。

すなわち、「私のところにいつも頼ってきなさい」ということは時間の切り売りです。多くの人を助けたいと言ったところで一日数人までになってしまうのです。

皆さんで教え合って、皆さんで共有して、その内容をどんどん切磋琢磨《せっさたくま》して、内容が濃いものになっていったら良いなと思っています。

正しい股関節の位置を取り戻そう

サッカーの試合と一緒です。ディフェンスがしっかりしていて初めて、点が取れるようになるという条件もあるわけです。最初のうちは人に頼って治してもらうとしても、そのうち正しいことが体感的にわかるのです。

正しいことを維持したくなるのが人間の習性です。

矯正を続けなければ、悪いクセがまた身体の不調を作るのです。立ち方に気をつけるだけではなく、足を組むクセがあるということに気がつけば、足を組むのも控えようという気持ちになります。

スカートから下着が見えないように

女性がスカートを履かれている時に、両脚が開いてしまうと下着が見えて大変です。

多くの女性は脚が開かないように意識しています。とはいえ、長時間脚が開かないように気をつけていたのでは疲れてしまいます。この動作にも股関節が大きく関わっています。

右の股関節がズレて開いていると、右脚が開きやすいということです。

両脚が開きやすい女性も多いです。

私のところで施術を受けて股関節矯正をした後、帰り際に温かいお茶を飲んでいる時に、膝が無理なく自然とくっついて座りやすさが変化したと感じる女性も多くいらっしゃいます。

股関節が正常であれば、膝は負担なくつくということです。

膝をつけるのに力が多く必要であるようなら、股関節がズレているということになります。

このようなパターンでも、股関節が正常かどうかわかるようになります。

股関節矯正の指導をしていくと、いろいろな改善策が出てきます。座り方、立ち方、靴の履き方、回り方、物の拾い方などなど。ただし、全部提案してしまうと、それだけでかなりの神経を使ってしまい疲れてしまいます。

結果的に改善しないということです。

ですので、最初は座り方だけ意識するなど、一つずつ無理のない程度に改善していくことをおすすめします。

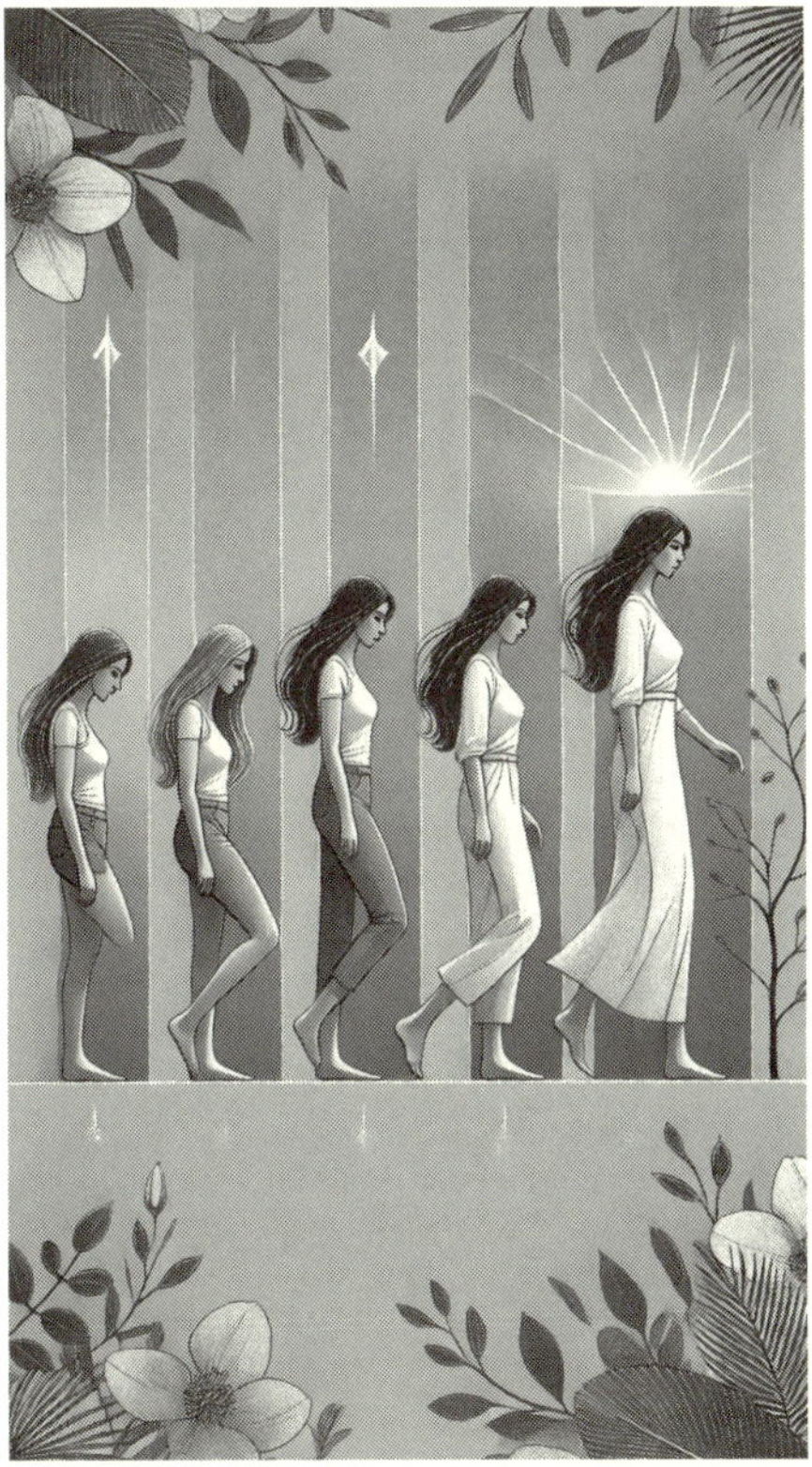

5つのカギ②
座り方を変えて股関節の歪みを正す

座り方でいうと、女性で事務作業をしている方は長時間、椅子に座っているので、鼠径部《そけいぶ》辺りの血流が滞ってしまいます。

そうすると水分が下半身に溜まることになります。水分が増えるということは浮腫《むく》みやすく、冷えやすくなります。身体には恒常性があるので、体温を高めようとします。すなわち、余計にエネルギーが必要です。ですから、疲れやすくなる。このような原理もあります。

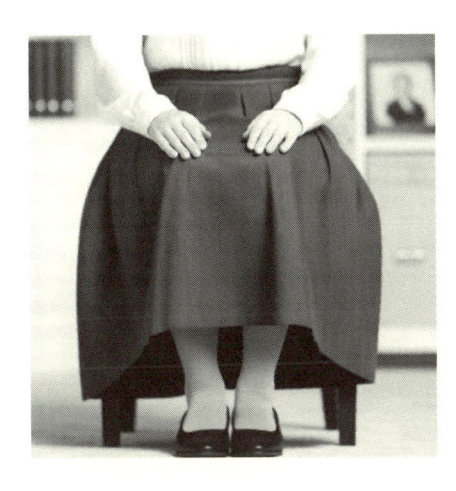

5つのカギ③
回り方を変えて股関節の歪みを正す

回り方についてお伝えしてみたいと思います。

右側の股関節がズレている方は左回りが楽なのです。

後ろから名前を呼んで振り向いてもらうと、圧倒的に左回りで振り向くことが多いのです。

つまり、右側の股関節がズレている方は右回りを意識しましょう。

右側の股関節がズレているならば、そういった部分を意識して股関節を矯正していく習慣が大切になります。カリスマ整体師に施術をしてもらったとしても、日々身体の状態が悪くなるなら意味がありません。

治っては悪くなっての繰り返しです。ですので、日々の回り方を股関節が正常に戻るような動き方に矯正して、より良くする必要があります。

お客様に農家の人がいらっしゃいました。肥料を撒く時に、いつも左回りで撒いているようだったのです。股関節を見ると、右回りの方がこの方には向いていることがわかりました。アドバイスを行い、右回りで肥料を撒いてみると、身体がとても楽だったようで、いつも3時間かかる作業が1時間で終わったそうです。

ポイント

日常の動作から股関節を矯正！
右側がズレている方は右回りを習慣に

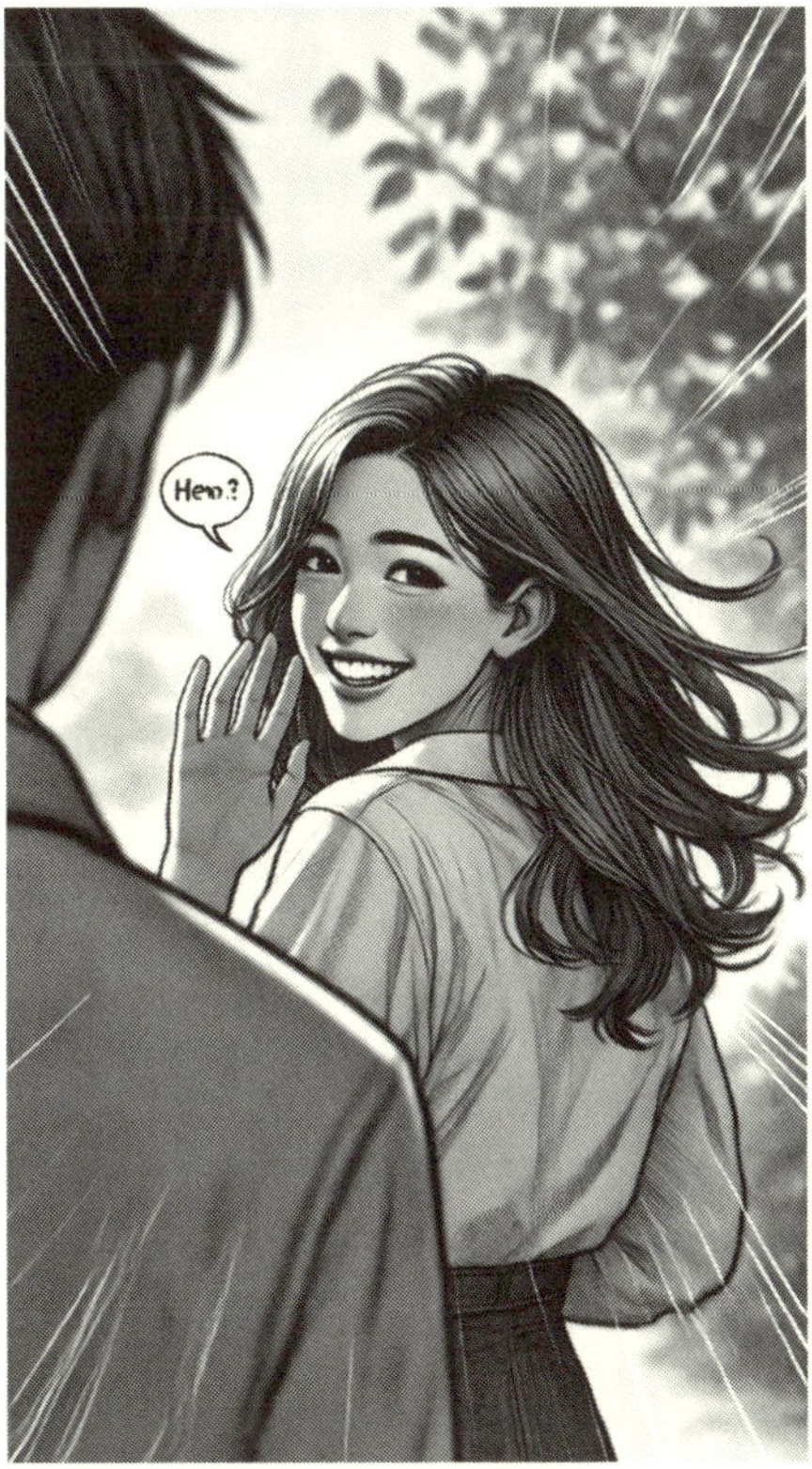
Hen?

5つのカギ④寝方を変えて股関節の歪みを正す

寝方は右の股関節がズレている方は右を下にして眠ることが多いのです。

寝る時間は人生にとってとても長いものです。股関節がズレやすい姿勢で眠っていると、股関節はさらにズレていき、改善していくことも難しくなっていきます。

それをカリスマ整体師が治したところで、家に帰ってまた同じ寝方をしていては、

イタチごっこです。

カリスマ整体師がいつまでも必要な状態であれば、お金も時間ももったいないものです。たまにメンテナンスをしてもらうのはとても良いと思いますが、やはり自分自身で日々、改善していくような習慣はとても大切です。

例外的に専門職で、比較的多くのメンテナンスが必要な職業もあります。例えば、歯医者さんです。一日下を向いて、何十人もの治療をしていると身体に異常をきたします。そのような方は一般的な方よりも多く整体師にメンテナンスをしてもらうと良いと思います。

ベルトコンベアの流れ作業で、座ったまま一日中仕事をしている人は、やはり普通ではないことが連続する毎日を過ごしているので、その疲れを癒すために施術にいらっしゃる方もおられますが、根本は卒業に向かっていただきたいと思っています。

卒業がないと一生通うことになりますので、まずは自分自身が治って、そして知らない方に伝えていただくような流れにしていきたいと思っています。

矯正をする寝方は、基本的には足を縛って寝ることをおすすめします。

これは、マチュピチュを中心とした南アメリカにいる先住民など、断崖絶壁があるところで生きている方々の方法です。

そのような方々は足腰が悪くなったら生きていけません。そのため、彼らは1歳まで布で足を縛るのです。こうすることで絶対股関節がズレないです。

私が思うに、彼らには足を縛るという習慣があるものの、その目的が股関節がズレないようにするためだという理論は知らないと思います。

　現代では少しずつ、足を1歳まで縛るという習慣を行っている地域は減ってきていると思いますが、先人の知恵はやはり素晴らしいと感じざるを得ません。
　1歳のお誕生日に足の布をみんなで外すというのがパーティーなのです。お祭りなのです。
　それまで股関節は、当然ズレてはいませんから、正常な状態で歩く練習をしていくのです。

　ですから、無理やり歩行器に乗せて歩く練習をさせるとなると、それだけで股関節を含む足腰に負担をかけて、立たせる練習をすることになります。無理は禁物です。また、右の股関節がズレている人は、右を下にして横を向いて寝ることが多いと先ほど申し上げましたが、一晩中右を向いて寝ていると、風邪を引いた時に横を向いたら右の鼻が詰まりやすくなります。

　紐縛り矯正をまとめると、

自己矯正法

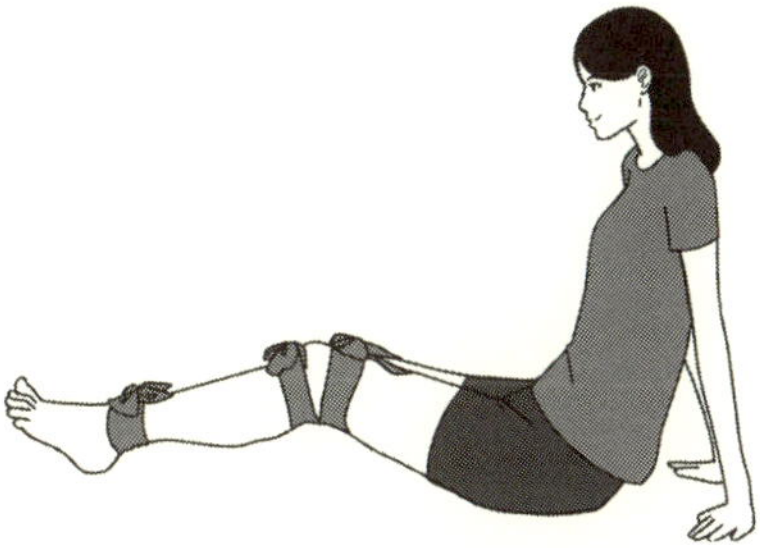

図21　紐縛り矯正

❶紐や脚矯正ベルトなどで膝の上・膝の下・足首の3ヵ所を縛る

❷背骨を中心にして頭からつま先まで左右対称の姿勢のままでまっすぐ寝る

特にO脚の方は、膝の下をしっかり縛って仰向けで寝ると、とても良い矯正になります。

こちらの矯正は誰でも行えて、健康にも美容にも効果抜群の方法です。また、乗り物に乗っている時や長距離を移動する時などもぜひ試してみてください。「エコノミークラス症候群」の予防にも有効です。

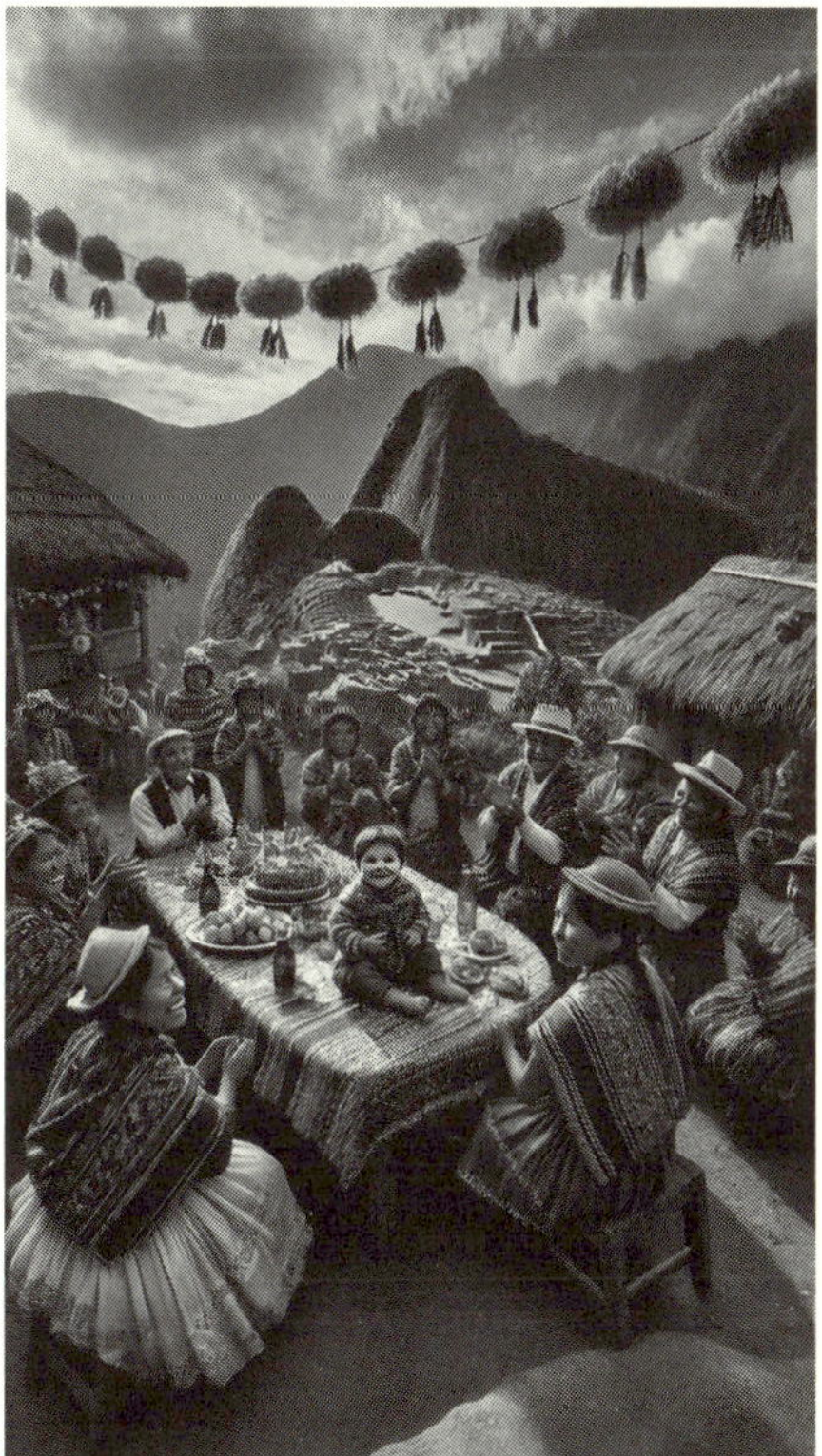

5つのカギ⑤
物の拾い方を変えて股関節の歪みを正す

物の拾い方に移ります。

物を拾う時は、基本的に同じ方の手で拾うことが多くないでしょうか。右手で拾う人はいつも右手で拾います。

右手で拾う人は、右の股関節がズレています。
左手で拾う人は、左の股関節がズレています。

これにも日々の生活の中で、股関節を矯正するポイントがあります。

いつも右手で物を拾っている人は左手で拾うことにもチャレンジしてみましょう。

身体の使い方を熟知すれば、作業効率も大きく変わるということです。格闘技やラグビーの試合でも相手の股関節のズレを知れば、右側にタックルすれば倒れやすいという情報も把握することができるのです。

格闘技であれば、セコンドについて、相手の弱点を選手に教えることだって可能なのです。

サッカーで言えば、右回りが楽なのであれば、攻めの時に左側のポジションの方がやりやすくなります。

このように、自分の身体を知れば、適正なポジションもわかりますし、対戦相手の股関節を見て、どう攻略したら良いかもわかりやすくなるのが股関節の世界です。

ポイント

左側の股関節がズレている方はその逆を行おう

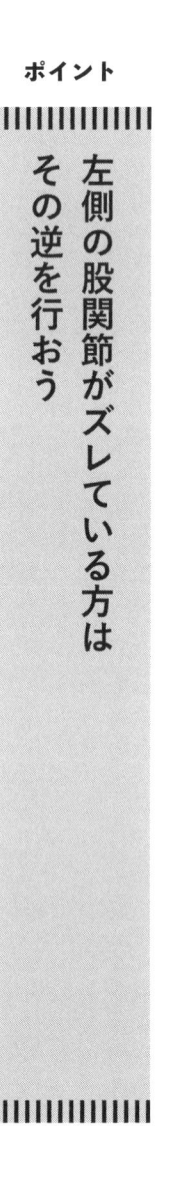

自分でできる矯正法（セルフケア）

～健康は日頃の習慣から生まれる～

歪んだ状態の股関節は、施術で矯正しても、すぐに前の歪んだ形に戻ろうとする習慣があります。長い間に身体に染み込んだ「股関節歪み状態」は一度の矯正だけで正常に戻るということは難しいことなので、どなたでも簡単にできるセルフケアを厳選してご紹介します。初期から中期の股関節の歪みの人は、正しい日常動作や矯正法を実践するだけで、腰痛や肩こり、偏頭痛などは解消するはずです。

かかと背伸びストレッチ

「かかと背伸びストレッチ」は足のかかとやアキレス腱周辺の筋肉を伸ばし、股関節を正常な位置に戻すための

自己矯正法

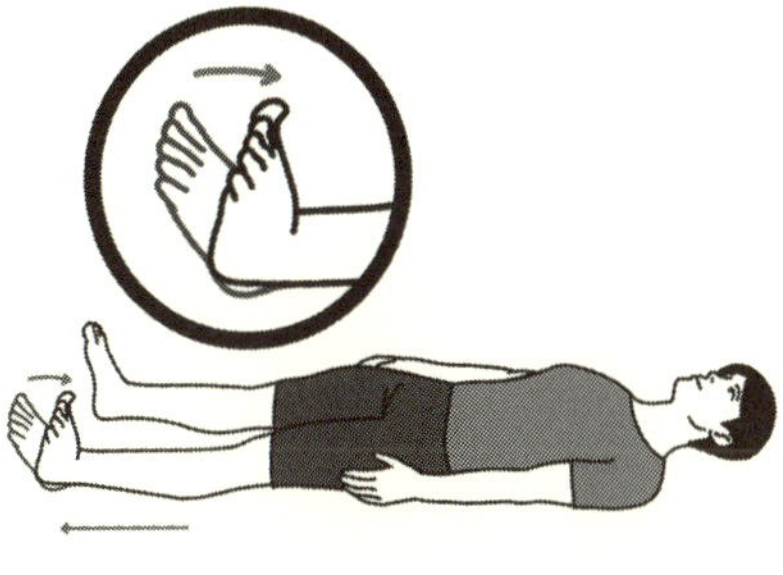

図22　かかと背伸びストレッチ

ストレッチです。猫や犬でも、立ち上がる時などに背伸びしているのを見たことがあると思います。動物は本能的にそのような動作をします。

現代人は、背伸びをすることも忘れてしまったのです。

ですから、かかとで背伸びをすることは、股関節にとても良い矯正です。足底腱膜炎《そくていけんまくえん》の予防にも良いです。

❶仰向けでまっすぐ寝た状態で、片方の足のかかとで背伸びする
❷かかとで思いっきり背伸びをして、10秒キープ
　力強くかかとで何かを押し潰すようなイメージで、足の内側に力を入れる
❸その後、一気にパッと力を抜く
❹右足で2回、左足で2回（各々交互にやる）

膝抱え体操

「膝抱え体操」には、股関節を正しい位置に整えるだけでなく、長い期間をかけて次第に狭くなってしまった背骨の骨間を広げる効能があります。膝抱え体操ができない人は、他の人に補助してもらいましょう。この体操は「腰部脊柱管狭《きょう》窄《さく》症」にも効果的です。

❶仰向けに寝て、膝を両手で抱える
❷両足先をそろえる
❸反動をつけながら、首を前に曲げ両膝を胸に近づける
❹1日30～100回程度行う

並河式45度健康体操

「並河式45度健康体操」は、正しい位置に戻った股関節を保持するために、股関節周辺、腰、足の筋肉をつけ、股関節

自己矯正法

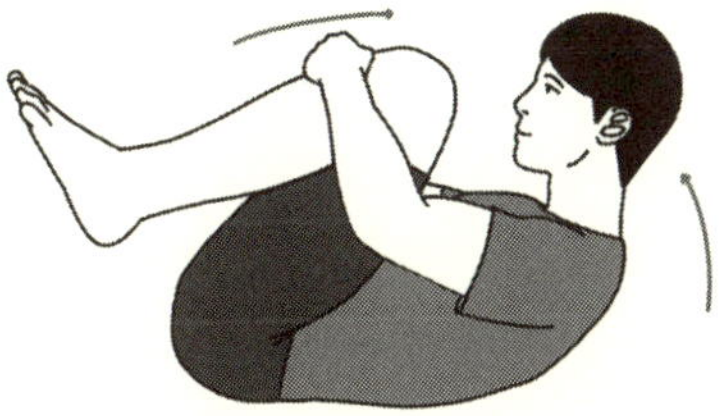

図23　膝抱え体操

のバランスを整える体操です。

股関節がズレている方は、特に下半身の筋肉系が、股関節のズレている方向に沿って偏っているので、その筋肉を正しく鍛え直す必要があります。

この体操で下半身が正しい骨の角度に合わせた、正しい筋肉系が鍛えられます。さらに股関節、膝、足関節の運動不足を解消することもできます。

そして、足裏の刺激にもなりますので、一石三鳥です。足首とふくらはぎを意識して、跳ねるようなイメージで行ってください。

❶45度の角度を身体全体につけた状態で壁や大きなテーブルに手を置く
❷安定させた状態で、いささか内股に構え、片足ずつ交互に屈伸を行う（右足と左足をやったらそれを1回とカウントする）
❸毎日15分（一日400回程度）
※初めは何回かに分け、無理のない範囲で行うこと。

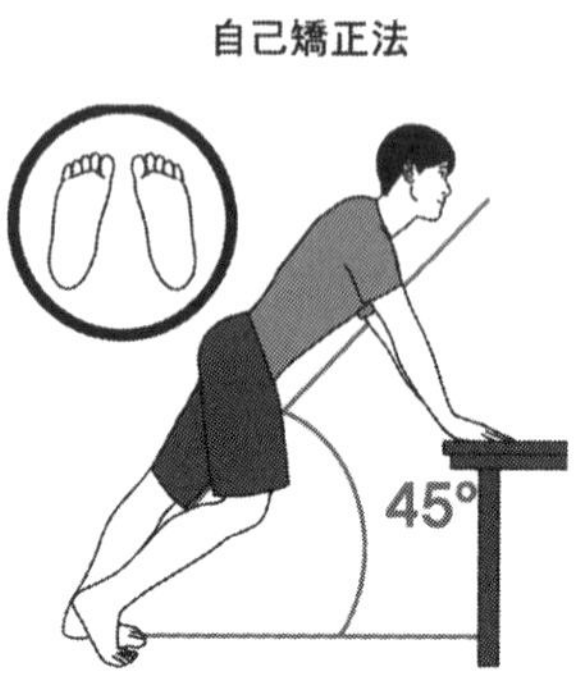

図24　並河式45度健康体操

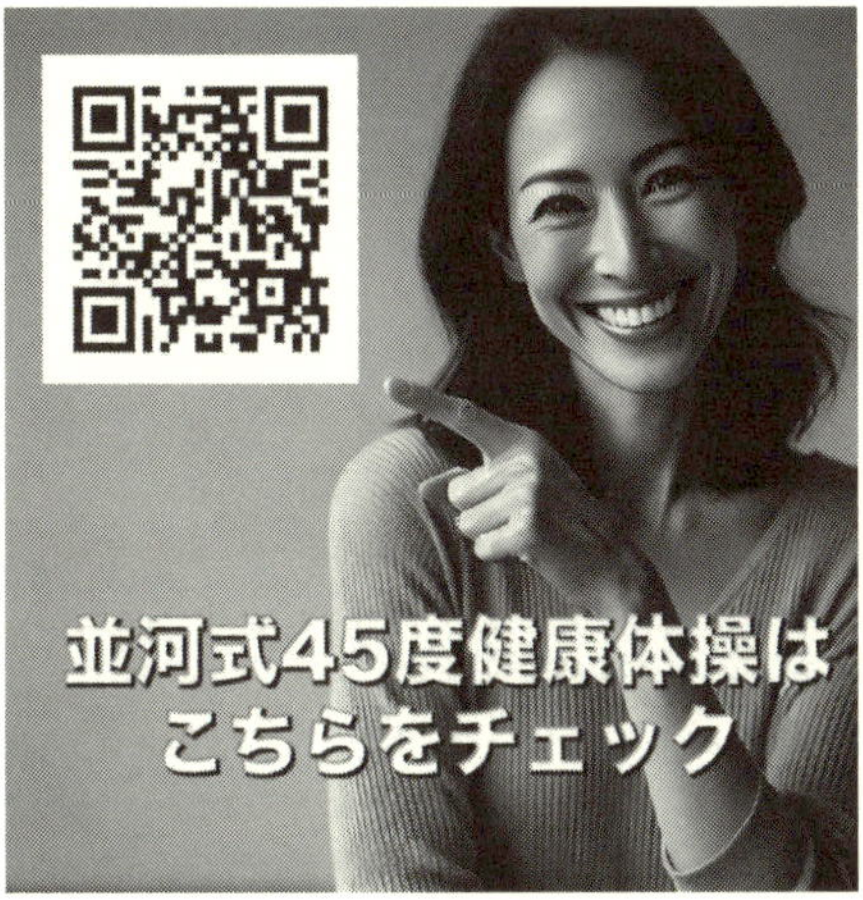
並河式45度健康体操は
こちらをチェック

オムツ替えと股関節

例えば、オムツを替える時、お子さん一人なら注意深く丁寧にオムツ交換できますが、兄弟が三、四人いるというお母さんであれば、オムツ一つ替えるのでも大変忙しくなります。

忙しいと左の手で赤ちゃんの右脚を持ち上げてオムツを入れて下ろすなど、丁寧にできないことも多いと思います。

このような装着方法を1日何回も行うと、赤ちゃんの脚は股関節が外旋され、右股関節の亜脱臼みたいになってしまうのです。そのため、どんなに忙しくても丁寧にオムツを替えることをおすすめします。

右足、左足、膝をちゃんとそろえて、両手を使ってオムツを替えるのです。

要するにオムツを替える時は
儀式みたいな気持ちで挑む。

インドでは「3歳までは子どもを神様のように扱いなさい」ということわざがあり、赤ちゃんを神様のように大切にする証に、オイルマッサージをする習慣があります。股関節ケアも取り入れると、さらに良いと思います。赤ちゃんの両脚を胸に向けて、膝を抱えるようにさせると、お母さんも簡単に赤ちゃんの矯正ができます。

そうすれば、赤ちゃんも健やかに育ちます。逆に乱暴に扱えば、その乱暴な結果が、そこに出るのです。そうすると、乱暴な歩き方を本人がするのです。小さい時から乱暴なのです。大雑把です。

ちょっと落ち着かない歩き方をするように育ってしまうのです。股関節がズレたまま成長してしまうので、股関節と身体と心が曲がって成長してしまうのです。

ポイント

赤ちゃんの頃から股関節のズレは始まっている

人類に必要な知恵は股関節だ

今では公園に行っても、子どもたちが遊んでいるのは少なくなってきましたが、子どもたちを観察しているだけでわかることがあります。

ある子どもは右回りにしか回らない、別の子は左回りにしか回らない、そういったことがわかります。

つまり、股関節がどちらかにズレているということです。人間も人工的な環境で生きているので、自然界には存在しない偏った世界で生きていることになります。

普通に生きていたらズレていくということです。ですので、股関節に関しての知識は100人いたら、100人に必要な知識だと私は思っています。

ポイント

人間である以上、股関節の知識は必須

右の股関節がズレやすい現代社会

車の運転は右足でブレーキやアクセルを操作します。バックする時には、左にひねって後ろを見ます。徐々に背骨が左にズレていくのです。ゴルフも左にひねるので、左の股関節がズレていきます。

今の社会では右の股関節がズレる傾向が高いのです。

ところが、私の若い頃は、左の股関節がズレている人が圧倒的に多かったです。

左の股関節がズレている人は、消化器系である胃腸が悪いことが多いのです。

昔のことを思い出してみてください。周りに胃潰瘍の方が多くいませんでしたでしょうか。最近、聞かなくなったと思います。胃潰瘍はストレスが原因だとわかってきたので、治る人が増えてきたと思いますが、実際、左ズレの方に多い傾向があり、私が施術していても、左の股関節がズレている方に多いようです。

消化器系が悪い人は、ニキビがたくさんできるのです。右の股関節がズレている人は、ほとんどニキビができません。さらにニキビは、顔から出てくるのが普通なのです。

それはなぜかというと
毛穴の数は圧倒的に顔が多いからです。

ニキビがはじめに膝から出てきたという話は、まずないです。

圧倒的に顔です。

暑い時に汗が出るのは、おでこからです。
毛穴の多いところから分泌物が出るようになっています。

ポイント

現代社会では、
右の股関節ズレに注意せよ

第四章
真理を探求しよう

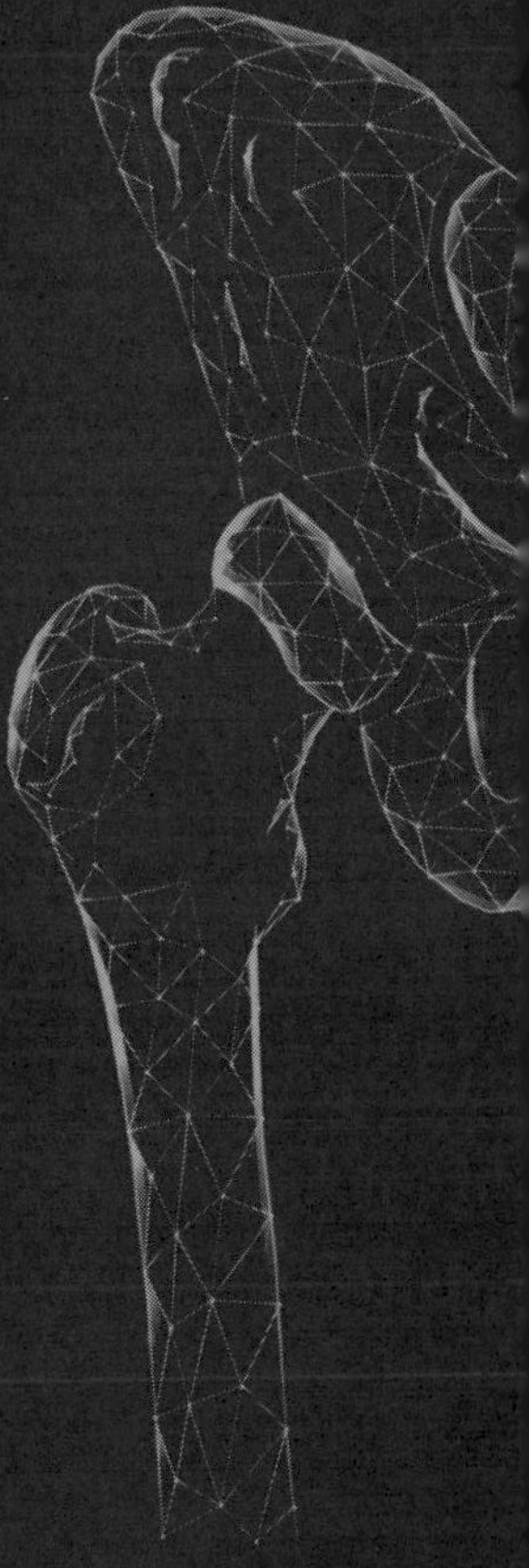

真理を見極める目を養おう

第三章では、股関節の歪みを正す方法をご紹介しました。

私の施術では、現状の悪いところを発見し、その日でできる限りの矯正を行いますが、やはりお家に帰ってからのご自身での矯正が一番効果があると思います。

正しい身体の使い方をすれば、正しくなるのです。そういう意味では真理ということなのです。

僕らが「頭を垂れる」対象は人ではなくて真理です。

真理に対しては何度でも、頭を下げられるのです。お天道様が見ているんだよと思えば、素直に謝罪したくなるものです。

胸に手を当てたらわかるということです。

真実を知らないと尺度がわからない。どうして良いかもわからない。私がどち向きで寝てもあなたには関係ないでしょう？　みたいな感じでひねくれた考え方になってしまいます。

身体がひねくれていると、考え方もひねくれてしまいます。

ですので、身体の取扱説明書を読んで正しく治す。それが一番良いのかなと思っています。身体が曲がっているからこそ、心が曲がってしまうのです。

要するに、どういう育ちしてきたんだ！　お里が知れます！　親の顔が見てみたいなどと言われることがあります。

それは小さい頃からどのような教育を受けて、どんなことをやって、どんな風に喋って、どんな風に過ごしてきたのかが、顔に現れるわけです。

ですから、正しい身体の使い方がわかれば、今日から早く覚えて、生活に取り入れて実践することができ、人に頼らなくて良いのだということが、わかってくるということなのです。

ポイント

心のひねくれ者は、身体もひねくれている

気づいただけで大きく変わる

逆に言いますと、気にもしてなかったということです。皆さんそういう風に仰るのです。ですので、気づくだけでも大きな変化なのです。

建物を建てる際の設計図は、たくさんの計算と理論で成り立っています。

健康であることにも力学的な理論は、必ず存在しているのです。

その理論から外れると、それは自然界から外れたということになります。そのため、いろいろなサプリメントを飲んで元気になりたいというのもありますが、大元の原因である股関節がズレていて、身体が歪んで、どこかの神経が圧迫されていると、いわゆる神経がおかしくなって機能が低下するのです。

機能性障害である病気も股関節が正常に戻って、身体の歪みが整っていくと神経への圧迫もなくなり、体調は正常に戻っていくのです。

例えば、建物を建造するにあたって、いきなり建設をするのではなく、その前に設計という段階があります。その時に、細かいモジュール計算を行い、重さに耐えられるかどうかなどを考えてから実行に移すのです。

理論を理解していると、していないとでは、大きな差が生まれます。身体に関しても一生付き合っていくものなので、ぜひ理論を学んでみてください。

ポイント

学校では教えてくれない、あなたの身体の設計図を学ぼう

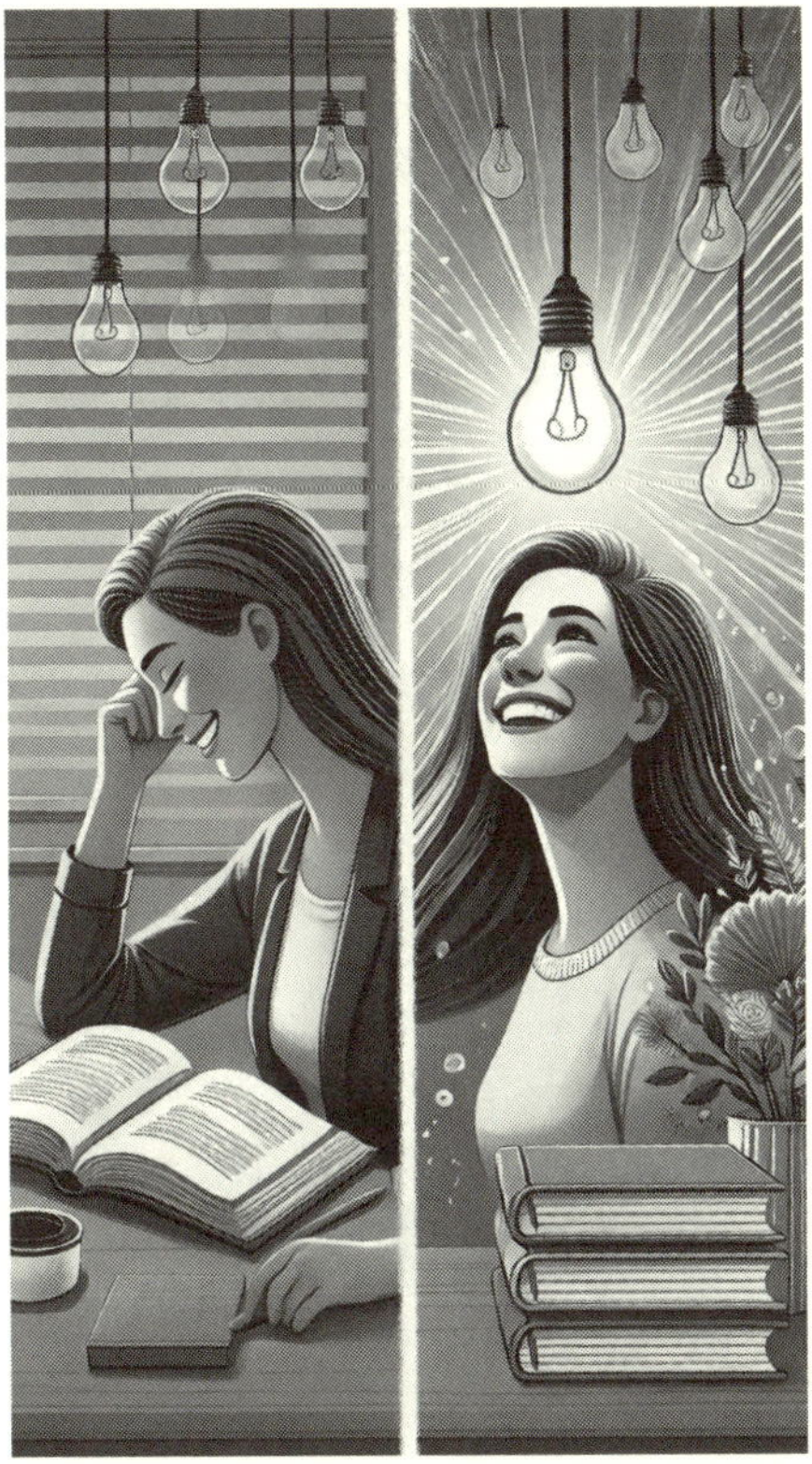

自然界の法則を解くカギはカタチにあった！

我々はこの自然界に生きていながら、自然界から外れた生活をしています。そのため、自然界から外れたような形になってしまって、それが偏りとなって、身体を作り上げてしまっています。そのことによってあらゆる身体の不調が起きてくるわけですが、自然界をよく見てみると、そこには黄金律であるとか、イタリアのフィボナッチが発見したフィボナッチ数列、そういった比率があります。

指などでは第二関節は第一関節の×2、第三関節は第一関節の×3、そして、手の甲は×5になります。1、2、3、5、8という比率がすべての自然界には備わっているのです。そういった比率で、樹木などが葉っぱを表に出せば、すべての葉っぱが太陽の光に当たるように生えています。

ところが、人間が品種改良して作った胡蝶蘭などの植物は葉っぱが縦に重なっているので、下にある葉っぱから腐っていくわけです。時々、人間は余計なことをして、自然界の形のものを自分たちの都合の良いように変えることによって、本来あるべき形が崩れてしまって、その葉っぱが腐るというようなことが起きるわけです。

人体も腐りはしないけれど、誤った使い方を長年すれば、それに似たようなことが起きてくるのではないかということです。そこで、自然界の比率を考えて行く必要があると思います。

日本でお風呂の栓を抜くと、湯は左に渦を巻きます。日本のどこで試しても同じことが起こります。地球の反対側のブラジルに行くと、右に渦を巻きます。その水流の渦の比率、蝸牛《かたつむり》の渦の比率、台風の渦の比率、これらはみな一定です。

自然法則の中では、蜂の巣は六角形を形作ります。そのようなことが自然界には、たくさん存在しているわけです。人間の身体も自然界の一部として存在しています。比率に合った力学的なものを帯びているわけです。

そこから外れれば、バランスを崩して、不調が起きるのは当たり前のことなのです。そういった法則というものを考える必要があります。

369スピーカー（P154参照）を作るにしても、前方後円墳の比率に忠実に3D設計しています。自然界の自然な音にするためには、形がとても大切です。

自然界の力学的な法則に則ってすべての生き物、昆虫、爬虫《はちゅう》類、動物、植物はその比率に合わせて暮らしています。世界全国の蜂の巣は全部、六角形の穴で幼虫を育てます。

ですから、人間が勝手に自然から離れれば、外れた顔になり、外れた人間になり、外れた生き方となります。自然界をよく見ながら、そこで自分たちが生きているんだということを悟るべきです。

レオナルド・ダ・ヴィンチと黄金比

レオナルド・ダ・ヴィンチは美術や建築の分野で広く知られる黄金比率（または黄金比）に関心を持っており、真実を追求することに熱心でした。

彼は観察と実験を通じて自然界の法則や現象を理解しようとし、科学的な方法を用いて世界を探求しました。人体の解剖学的研究も行っており、実際の人体の構造なども比率的に観察し、鼻の大きさに対して、目の大きさ、腕を横に広げた長さが身長と同じというような比率、円の中に収まるなど、全部割り出して計算しました。

黄金比は、比率が約1・618に等しい数学的な関係を指します。

これは、幾何学的な図形や人体の比率に見られる美的な調和やバランスを表すとされています。

代表的な作品としては「モナ・リザ」、1490年頃に描いた「ウィトルウィウス的人体図（Vitruvian Man）」など理想的な人体のプロポーションを表現しており、「プロポーションの法則（Canon of

Proportions)」あるいは「人体の調和（Proportions of Man)」と呼ばれます。

彼は黄金比を探求し、重力の存在やその影響を認識しており、力学や物体の運動、自然現象に対する興味と研究に多大な時間とエネルギーを費やしました。

彼は疑問を持ち、仮説を立て、実験や観察を通じてそれらを検証しました。実際、力学的な観点から人体を見ていくことによって、真実が見えてきます。真実の探求において、「森羅万象の法則」を理解することは重要です。真実に従って行った方が身体は素直にまっすぐ正しくなります。

蜂の実験　種なしブドウVS種ありブドウ

蜂はブドウの蜜を食べるのですが、遺伝子組み換えの種なしブドウと種ありブドウを置くとどうなるのでしょうか？

結果は、種なしのブドウに蜂が集まらないのです。

自然界の生き物は、種がないのがわかっています。すごいです。自然界の不思議です。収穫して何日も経った人参をナマケモノの口に持っていくと、食べないのです。収穫仕立ての人参でしたら、パクパク食べるのです。同じ人参なのに。彼らは本当に怠け者なのでしょうか。ナマケモノは非常に低い代謝率を持ち、動きが遅いことで消費エネルギーを節約して生きています。怠けているというよりも、かなり効率的に賢く生きています。

ポイント

真理は大切である
昆虫や動物は本質を知っている

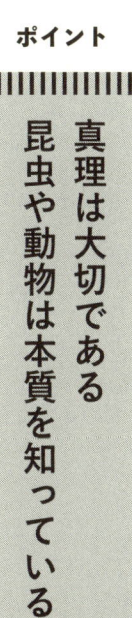

昆虫にも負けない生き方

ある日、一人の男性の施術を行いました。私はいつも通り股関節の状況を把握し、ご説明したのです。この歪み方では、身体の芯が立ちませんと申し上げました。芯ということは、身体の中心、真ん中ということです。その方は、「では、私はマヌケということですね」と仰ったので、そういうわけではありませんが、芯がないということですと、いろいろな不都合が出てくるというお話をしました。この真実、中心というものは、自然界を見ても学ぶことが多いです。

昆虫は生きた葉っぱを食べています。すなわち、生きている細胞を食べているわけです。人間だけが、何日も経ったものを食べているので、そこに問題があります。収穫仕立ての作物は、収穫されてから約50時間水素を出し続けると言われています。

水素は50時間経ちますと抜けてしまうわけです。現代人は収穫してから2日も3日も4日も、またはそれ以上経過したものを食べているので、水素が全部抜けています。

現代人は水素不足とも言えるわけです。

よって、水素の吸引器や水素水などに関わる商品が開発されるのも、なるほどと思うところがあります。ですので、我々現代人も、生きた葉っぱ、生きた作物、生きたものを、生きた細胞を摂取するということが本来の通常の食べ方と言えます。

それらを補う水素の取り方ということも考えていかなければならないと思います。

太陽こそが最高の栄養素！　一日一回日光浴！

最近、太陽の光を浴びていますか？

現代社会は、日向ぼっこする暇もないような忙しい社会となっているので、日光浴する機会も少なくなりました。また、日光は皮膚ガンや老化の促進、美容の敵とされ、日焼けやシミの原因になる紫外線は、なるべく避けているという人も多いと思います。昔は日本でも「日光浴は健康に良い」と考えられていました。

現代の日本人は慢性的なビタミンD不足の状態であり、積極的に摂取する必要があります。ビタミンDが不足すると、糖尿病、心臓疾患、高血圧、婦人科疾患などの発症リスクが上昇します。また、後頭部に可視光線を浴びないと、体内時計が狂い、睡眠の質が下がり、うつ病や様々な精神障害につながる危険があるということも世界の光学会で発表されています。

一日に必要な太陽光を浴びる時間は、朝に15分から30分が適切です。太陽光を適度に浴びて、食べ物からもビタミンDを摂取してください。一日に必要とされるビタミンDの量、10μg（マイクロは１００万分の１）です。

太陽の光を浴びると、脳内物質セロトニン（幸せホルモン）が分泌され、不安な気持ちが落ち着き、元氣に一日を過ごすことができるようになります。元氣とは「元の氣」に戻ること。元の自分に戻れば、元氣は自然と湧いてきます。

ポジティブな気持ちが湧き上がって活動的になる上に、アンチエイジングや直感力を高める効果もあります。夕方になるとメラトニン（睡眠ホルモン）を分泌して、夜にぐっすり眠れるようになるのです。一日一回、散歩しながらお日様の光をたっぷり浴びましょう。

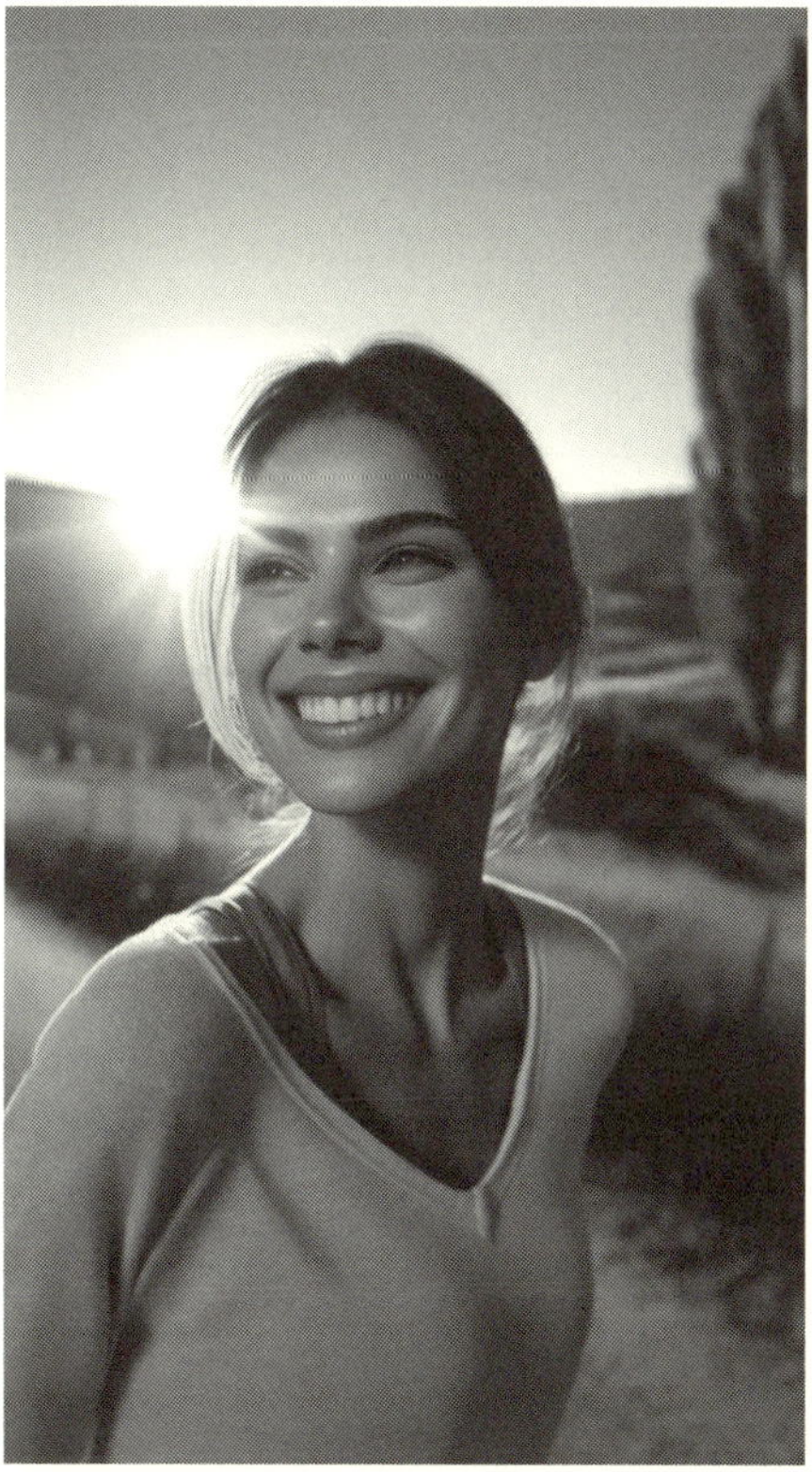

世界特許を取得したフォトン製品との出会い

私が最初にフォトン製品に出会ったのは約37年前のことです。これまで様々な健康商品を使ってきましたが、通常では考えられないような事例が世界的に数多く報告されており、光を出すこの半導体のパワーには本当に驚きました。世界各国で寝具や繊維商品として現在でも多くの人々に愛用されています。

療術師としてお客様に接しながら、皆様に良い商品としてフォトン製品をおすすめしています。皆様、着用するとすぐに身体に感じる様々な反応に驚かれ、「身体が軽くなった」、「全身がポカポカする」、「疲れが溜まりにくい」などのお声をいただいております。

また、体内に溜まった静電気を除去する効果もあります。すなわち、アーシング効果も得られます。これを丸ごとジュエリーのように身に着けられたらなんと素晴らしいことか。そこで開発されたのが「レムリアフォトンビーズ」です。これを使用して、ブレスレットやネックレスなどを作り、お客

フォトンエネルギーの実験

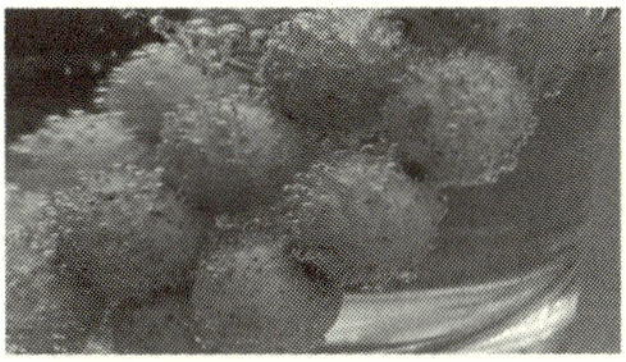

図25　市販のパワーストーンを入れたビール

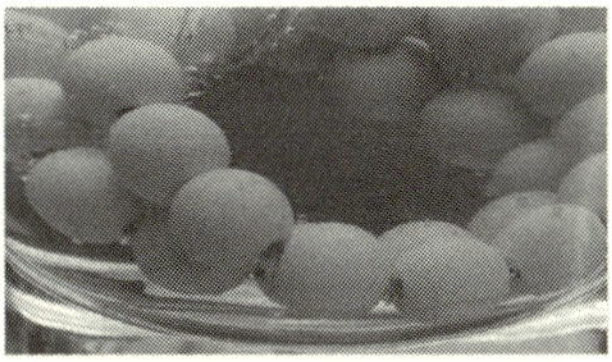

図26　レムリアフォトンビーズを入れたビール

ビールの中に市販のパワーストーンを入れた場合は炭酸ガスの泡が付着するが、レムリアフォトンビーズが放出するフォトン効果により、ビールの分子が細かくなり、炭酸ガスの泡が付着できない様子を示している。ということは、ビールがサラサラになったということである。

様にご愛用いただいております。

人体や生物に良いフォトンは
4ナノメーターから16ナノメーターぐらいのものを言い、
その光のことを「生育光線」（または、育生光線）と言います。

生育光線というのは一言で言えば、「すべての生命体を育み育てる光」ということになります。その光を浴びることにより、人体では水の変革回転収縮運動が行われ、体温が36・5度ぐらいを維持しやすい状態になります。

ですから、このフォトンの製品を使用することにより、身体の調子や体温などが良い状態に自然となっていきます。このフォトンを使うことにより、人間の神経リレーも敏感になりますので、記憶力や体力、それから、身体の疲れなどに変化があります。

このフォトン製品は身体に最も良いような波形を使っており、24時間ご愛用することにより、たくさんの光が身体に集まってくるということになります。

また、人体は、生きているわけですから、自ら光も発しています。それを「バイオフォトン（Biophoton）」と言います。

このフォトン製品は、このバイオフォトンとも共鳴共振し、身体にさらに活力をもたらしてくれます。フォトンを使った生育光線は、これから大きく必要とされると思います。

ポイント

体内に光を集め、心身を健やかに保ちます

369スピーカー
世界唯一の黄金律波動スピーカー

商品のネーミングの由来は、369（ミロク）ですから、魅力とも読めますし、「弥勒の世が来る」という響きにもインスパイアされました。また、369という数字は20世紀の大天才発明家であるニコラ・テスラがとても大事にしていた数字で、このような言葉を残しています。

「宇宙の秘密を知りたければ、エネルギー、振動、周波数の観点から考えることだ。(If you want to find the secrets of the universe, think in terms of energy, frequency and vibration.)」

「369の法則」は神聖幾何学的な意味を持ちます。これらの数字は3の倍数となっており、自然界に存在するパターンや、宇宙の構造、また3・6・9は、自然界の振動や周波数の法則に関連しており、これらの数字を用いることで、自然界の法則を表現できるとされています。

このスピーカーは日本の前方後円墳の形を3D化して設計されています。形からしてメイド・イン・ジャパン（MADE IN JAPAN）と書かなくても、すべて日本で制作したものと言っているようなものです。

日出ずる国、日本を代表する形から、人体に良いと言われている432ヘルツ（癒し・リラックス）、

741ヘルツ（浄化作用）、528ヘルツ（DNA修復）などの周波数（音源）。

川のせせらぎ、小鳥のさえずり、森の中で聴こえてくる虫の鳴き声などの自然音を、またその形で奏でるということで癒しの音を日本から世界へ届けようという思いを込めて、日本製に拘《こだわ》って作りました。音が3D化したように聞こえるので、生演奏を聴いているような感覚です。例えば、尺八一つとっても、尺八の深い生の音、高音域・中音域・低音域の美しさ、魅力、また吹く時の吸う音や鳴らす音、息づかいまでもリアルに表現できる存在感のある音になっています。

ご購入いただいたお客様のご感想を聞いていきますと、スピーカーをリビングに置いた場合、身体に良い周波数の音楽をリビングで聴きましても、「ものすごくくつろげた」、「精神的に緊張が高まっているものが癒された」などといった個人的なご感想をいただいております。

また、369スピーカーを設置したお客様からしばらくして、玄関前にある木々が例年以上に勢いよく花を咲かせていますとご報告があり、植物にも非常に元気を与えてくれています。

そして、寝室などに置いた場合は、CDだけでなく、最近ではBluetooth（ブルートゥース）につなげれば、YouTubeで741ヘルツを8時間聞き流しできるものもあります。眠れない時は、眠りにつきやすいような気に入ったメロディーやBGMをお選びいただいて、小さくても良いので、それを朝までかけたまま、お休みいただく。そうすると、お休みいただいている時間に波動をずっと7時間、8時間浴びているわけですから、昼間のいろいろな騒音やストレスに対して、寝ている間も身体を癒してくれる、そのような使い方もあります。

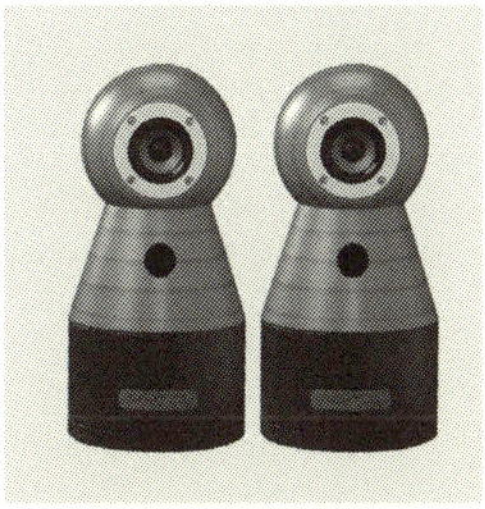

図27　369スピーカー

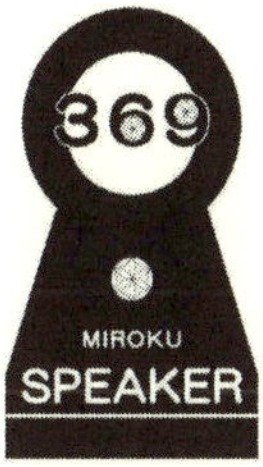

図28　369スピーカーロゴ

フォトンの活用とサウンドセラピー

～音は全身で聴いている～

「音」は空気中の振動（波）です。1秒当たりの振動の回数が「周波数」であり「Hz（ヘルツ）」という単位で表されます。音は、瞬時に脳波に影響を与えることが知られていますが、最新の医学研究によりますと「細胞一つ一つがそれぞれ固有の振動（周波数）を持っている」、そして「ガン細胞は良い周波数の音を嫌う」ことを突き止めました。これは、音と病気の関係を示す驚異的な発見です。

私たちの周りに溢《あふ》れているような様々な音の中には、心地良い癒しを与えてくれる音もあれば、時に不快にさせる不協和音もあります。

眠れる予言者であるエドガー・ケイシーも、

「未来の医療は音である。
（Sound will be the medicine of the future.）」

と予言しており、体内音楽（周波数）の乱れを整える（調律する）ことで身体の症状も整っていきます。

現代人の脳は不安回路を稼働させっぱなしになっているので、癒しの空間をご提供したく、施術と同時に、フォトンの活用と音（光と音の共振共鳴）によるサイマティクス・セラピーというものも取り入れております。

意識を自由に羽ばたかせて、表現力を開花させる周波数である741ヘルツや古代音階と言われる「ソルフェジオ周波数」などを369スピーカーに通して、光のミュージックセラピー的なことも行っております。光はすべての闇を消しますから、長年かけて深く根付いた歪みもクリアになります。

音は耳の鼓膜だけで聴いていると考えがちですが、実は皮膚全体で音（周波数）を感じています。皮膚から受け取った音の波が電気信号となり、脳に届くと、視床下部や中脳が活性化されます。

不眠で悩む方や寝つきが悪い方に一度でも音楽を聴かせると、良い波動を浴びるので、リラックスモードを司る副交感神経がオンになり、すぐ寝落ちしてしまいます。

近年、音楽を生活の中に取り入れる「ながら聴き」が大流行していますので、ストレス社会で生きる私たちは、良い周波数でチューニングされた楽器、または人間の歌声などを聴くようにしましょう。

あなたも太古のパワーを秘めた
スピーカーでチューニングしてみませんか。

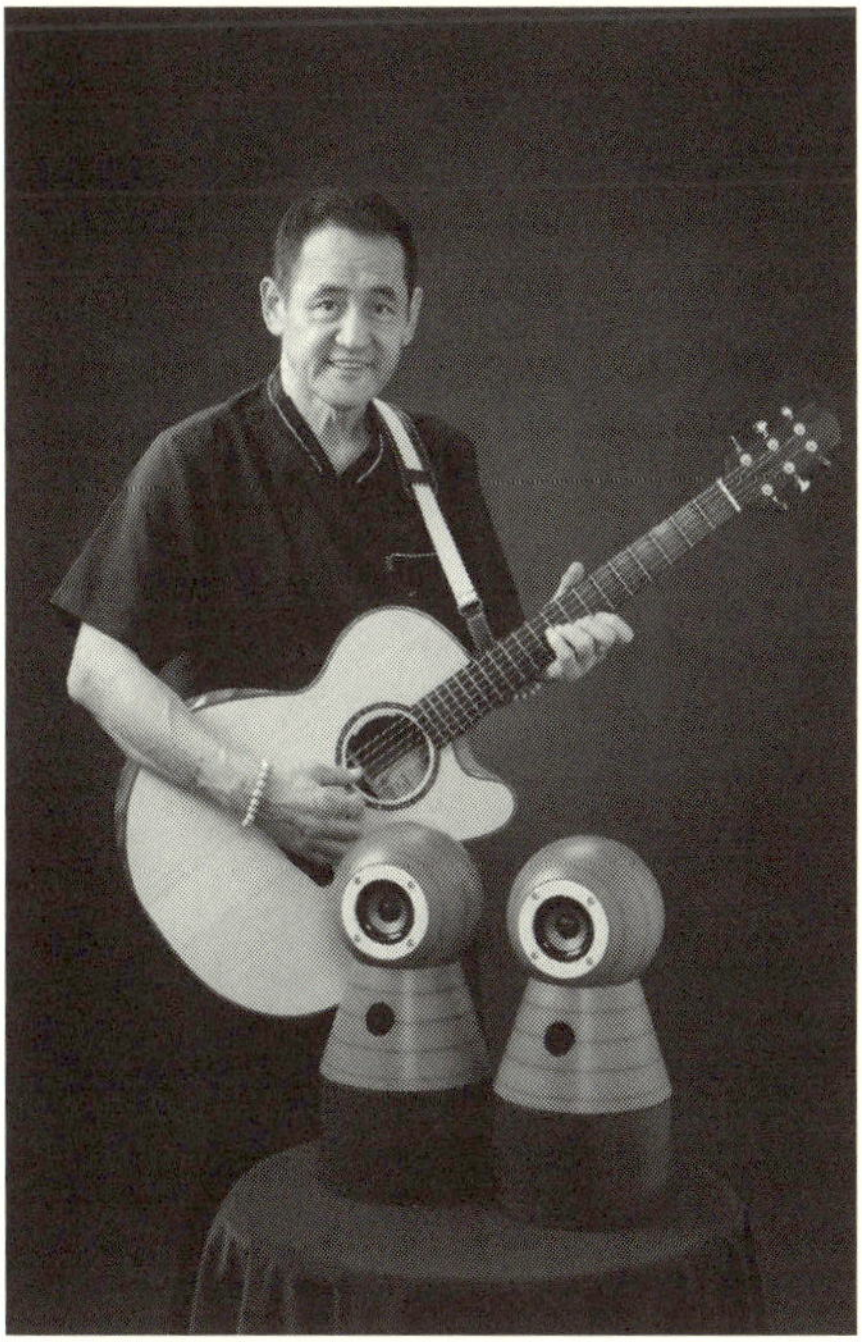

イマジンの世界

天才数学者たちが格闘したイマジナリーナンバー

手にした番号札やレシート、車のナンバーなどで、偶然、同じ数字を見かけることはありませんか。昔から何気なく目にしている数字に非常に興味がありました。スピリチュアル的な観点から見ると、重要なメッセージやヒントが隠されているかもしれません。

例えば、「三」や「3」という数字を意識してみれば、多く使われています。3の数字が持つ意味には、「成功、繁栄、誕生、幸運、完成」などがあり、実に縁起の良い数字です。スポーツでもチームの人数は「3の倍数」が多いです。イニングは9回まで、三振、スリーアウトなど。日本の野球界で、最高の成功と人気を得た長嶋茂雄氏の背番号3（さらに三塁手）も、決して偶然ではないでしょう。また、昔からのことわざなどにもよく使われます。「石の上にも三年」「三人寄れば文殊の知恵」「早起きは三文の徳」など。

3のような自然数（正の整数）は身近なものに例えてイメージできますが、虚数（イマジナリーナンバー）はそうはいきません。虚数は数学的な世界において、驚くべき発見の一つです。虚数は2乗するとマイナスになる数です。

実際、虚数の概念は16世紀から17世紀にかけて、方程式の解法や幾何学的な問題を探求する中で発見されましたが、当初、偉大な数学者たちでさえ、虚数の扱いに悩みました。そんな虚数も、今では数学や科学にとってなくてはならない数です。

虚数は物理学の世界を飛躍的に発展させただけでなく、電気回路や航空機の設計など、私たちの生活にも驚くほど役立っているのです。量子力学の測定や波動の理論（光学や音響学など）にも重要な役割を果たしています。

人間の思考や意識もまた、この虚数領域に入るかもしれません。

ジョン・レノンの「イマジン（Imagine）」は愛と平和をテーマに掲げ、人間の想像力や感情を刺激し、今も色あせることがありません。

「愛の周波数」や「奇跡の周波数」とも呼ばれる「528ヘルツ」が出るようにA（ラ音）＝432ヘルツにチューニングし、レコーディングされたと言われています。彼の音楽的な才覚と、最期まで人間味を失わず、真理を愛し、真実を求め続ける大切さを教えてくれる曲です。歳を重ねて改めて聴くと、心打たれるものがあります。世界平和を想いながら、イマジンは永遠に問いかけます。

想像してごらん
全ての人たちが平和に暮らしていると…
Imagine all the people
Living life in peace…

付録
歌で広げる健康の輪「スマイリーフェイス」

私が若い頃、椎間板ヘルニアとなり、とても辛い時に明るい方に向かうために作った曲です。今笑うことができないような気持ちでいる方も、笑顔を作ることから始めましょう。明るい健康の輪を広めるテーマソングになれば幸いです。

スマイリーフェイス

作詞：佐久間基三子・井上博幸
作曲：井上博幸

スマイル！
笑顔つくろう　笑顔つくろう
幸せはこぶ　笑顔つくろう
心が悲しくなるとき　笑顔忘れたとき
思い出してよ　スマイリーフェイス　スマイリーフェイス
みんなの心に　スマイリーフェイス

笑顔つくろう　笑顔つくろう
楽しくなるよな　笑顔つくろう

心が淋しくなるとき　笑顔できないとき
思い出してよ　スマイリーフェイス　スマイリーフェイス
いつでも　どこでも　スマイリーフェイス

笑顔つくろう　笑顔つくろう
希望の道を　ともに歩もう
心が切なくなるとき　涙流れるとき
思い出してよ　スマイリーフェイス　スマイリーフェイス
みんなの心に　スマイリーフェイス　スマイリーフェイス
いつでも　どこでも　スマイリーフェイス　スマイリーフェイス
みんなの心に　スマイリーフェイス
スマイル！

この曲の音源は
上記QRコードより聴けます。

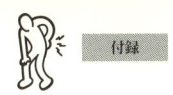

SMILEY FACE

Lyrics by: Kimiko Sakuma
Composed by: hiroyuki Inoue

Smile!
Make a smile, make a smile, let us make a smile
A smile carrying happiness, let us make a smile
When you feel sad and have a lonely and empty heart
When you forget the smile shining inside your heart
So please remember again, smiley face, smiley face
Let your smile shine again, smiley face

Make a smile, make a smile, let us make a smile
A smile carrying joyfulness, let us make a smile
When you feel down, and there's sadness all the time
When you forget the happiest moment in your life
So please remember again, smiley face, smiley face
No matter where you are, smiley face

Make a smile, make a smile, let us make a smile
A smile carrying delightfulness, let us make a smile
When you feel blue, and can't find hope anywhere
When you forget that there are loved ones everywhere
So please remember again, smiley face, smiley face
Let your smile shine again, smiley face, smiley face
No matter where you are, smiley face, smiley face
Won't you please show me your smile?
Your smiley face
Smile!

よくある質問Q&A

Q　プラチナ整体とはどんな所ですか。

A　当方では通わせるのが目的ではなく、改善していくために早く卒業していただくのを目標としています。早く良くなれば、多くの人にそれが伝わり、同じような悩みで苦しんでいる方々が多くいらっしゃるので、同じ人に何回も来ていただく顧客という感覚とは違います。顧客というものは治らない状態で、定期的に通ってくる人のことを言うのであって、どんどん良くなって改善していく場合は、顧客にはなりません。顧客確保というよりは、治った人を通して、さらに新しい人がいらっしゃいますから。常に新しい人でいっぱいという経営的な方向性を目指しています。

Q　どんな施術を行っていますか。

A　根本原因である股関節の角度の調整を中心に、今まで股関節が歪んでいたために各部位が被害者状態になっているので、その被害者救済ということで、その先端のいろいろな身体の各部位の不都合な歪みも同時に改善して参ります。股関節矯正以外に骨盤の角度や背骨の前弯《ぜんわん》、後弯、となっているような部分の角度の調整もしています。その他、光線療法、電気療法、カイロ手技、温熱療法、足裏や腸マッサージなど、様々な手法を用いてオーダーメイドという形で施術しています。

Q　療術とは何ですか。

A　人体の持つ自然治癒力（自分で回復する力）を活性化することで、健康を取り戻すことを基本とした施術法です。

Q　療術には、どのような施術法があるのでしょうか。

A　療術には大きく分けると、カイロプラクティック・手技療法、電気療法、光線療法、温熱・刺激療法などがあります。

Q　カイロプラクティック・手技療法とは何ですか。

A　人間の身体は骨と筋肉によって支えられています。骨が歪んだり、筋肉が弱くなったりしてこのバランスが崩れてくると神経系・ホルモン系・循環系などの機能が低下してきます。この結果、痛みや内臓の不調、抵抗力の低下となって身体に現れます。カイロプラクティックや整体術などの手技療法は、このアンバランスな部分を再び正しい状態に調整し、神経などが順調に働くように整えることを目的としています。

Q　電気療法とは何ですか。

A　人体は微弱な電気的な活動で生かされています。これを利用しているのが、心電図や筋電図などです。電気療法は、低周波、高周波、超短波などの各種エネルギーを身体に作用させ、細胞に働きかけることで、血行を良くし、新陳代謝を促進して、人体が備え持つ自然治癒力を高め、健康を取り戻します。

Q　光線療法とは何ですか。

A　太陽の光はすべての生き物を育む源です。光線療法は、このような太陽の力を活用して生理機能を整えたり、鎮痛や炎症・解毒作用や皮膚の抵抗力を強めたりすることを目的としています。お客様の症状によって紫外線、可視光線、赤外線などの化学作用や物理的作用を使い分けることになります。なお、これらの光線は太陽光線に含まれているものであり、光線療法になじむまでは疲労感が出ることがありますが、大きな副作用の心配はありません。

Q　温熱・刺激療法とは何ですか。

A　痛いところ、凝ったところを温めたり、叩いたりすると楽になることがあります。これは患部に熱などの刺激を与えると眠っていた自然治癒力が目を覚ますからです。この原理を利用し、皮膚に熱を加えたり、物理的な刺激を加えたりする施術法が温熱・刺激療法です。刺激された皮膚の周辺では血液やリンパの循環が改善され、うっ血の解消や鎮痛・消炎効果、けいれんの緩和が見られます。また、この刺激は神経や内分泌系を通して臓器に伝わり、内臓の働きを活発にします。

Q　足裏マッサージ療法とは何ですか。

A　伝統的な中医学や東洋医学に基づく治療方法の一つです。この療法は、足の特定の部位に圧を加えたりマッサージしたりすることで、全身の健康やバランスを整えると考えられています。足裏には身体の各部位や器官に対応する反射区があり、これらを刺激することで、身体の不調や痛みの改善、リラクゼーション効果などが期待されます。

Q　施術の頻度はどれくらいでしょうか。

A　来院される8割の方が1～3回で改善されます。重症の方で10回で改善されます。職業柄、立ちっぱなし、座りっぱなし、下向きっぱなしなど、長時間同じ姿勢をしている方（偏った姿勢で仕事をしている方）は、身体の疲労が著しいので、月1回もしくは週1回、そのたまったストレスや凝りを抜くためにいらっしゃる方もいます。その方の状況によって通い方は様々です。基本的にはご自身で考えて、決めていただいていますが、お身体の状態によってはこちらからその都度ご提案させていただく場合もあります。

Q　施術は痛いですか。

A　なるべく痛みの少ない安全な施術を心掛けています。お客様のお身体の状態によって、施術内容も変わりますので、場合によっては施術に多少の痛みを伴う場合もありますが、我慢できないほどではないと思います。骨がもろいご高齢の方には、気のエネルギーを使ったやり方も取り入れています。

Q　副作用はありますか。

A　施術後の副作用はほとんどありません。まれに好転反応が出る方がいらっしゃいます。

Q　股関節ケアに大事な筋肉は何ですか。

A　大殿筋、中殿筋、大腿筋膜張筋《だいたいきんまくちょうきん》と大腿直筋などがあります。

Q　スポーツは健康に良いですか。

A　健康に良いと思われるスポーツも股関節の歪みを助長することがあります。特に股関節を大きく開いて、大腿部の筋肉を酷使するタイプのものは、その危険性が高いと言えます。

Q　どんなスポーツが股関節を悪くしますか。

A　一方向だけの動きを要求するスポーツは特定の筋肉や関節に偏った負荷をかける可能性があり、身体のアンバランスを生む原因になります。スポーツの例としては、ゴルフ、剣道、フェンシングなどがあります。これらのスポーツを行う際、両側の筋肉や関節のストレッチはもちろんのこと、正しい身体に鍛えるため、股関節矯正を導入することが重要です。身体のアンバランスを軽減し、ケガや障害のリスクを防ぎます。プロゴルファーや野球選手などは身体の調整のために「逆スイング」などを試合後にやっている方もいます。

Q　赤ちゃんも股関節は歪みますか。

A　間違ったオムツの当て方は赤ちゃんの股関節を歪める原因となります。生まれてからオムツが外れるまでの2年近くの間、左右どちらかに偏った位置にオムツをつけていると、足の付け根が開き、股関節が外に向かって開いてしまうためです。赤ちゃんの両脚をきちんとそろえて、持ち上げるようにしましょう。

Q　股関節のズレによる歪みはどのように出産に影響しますか。

A　妊婦は重いお腹を支え、バランスをとるために両脚を開くことが多くなり、出産時にはかなりの確率で両脚を左右に開き、股関節の歪みを固定してしまいます。股関節が外転すると、子宮は不安定になり、特に左脚が長い人は婦人科系が元々弱いので、妊娠により左脚がさらに長くなり、流産や早産の危険性が非常に高くなってしまいます。妊娠高血圧症候群や逆子などにもなりやすいです。母子ともに健康でいるためには、安静にするのはもちろん、両脚をできるだけ閉じ、股関節を正常な位置に戻すよう心掛けましょう。

Q　股関節についての勉強会はありますか。

A　元氣屋イッテル（みらくる）にてヒカルランド様主催のイベントおよびセッション会で股関節矯正・体操指導を行っています。いろいろな事例を学ぶ会になります。参加者同士で情報や経験を共有することで、より多くの知見が得られます。詳細はヒカルランド様までお問い合わせください。

Q　股関節のスペシャリストになれますか。

A　プロの治療家に限らず、施術者に特化した講習会も今後計画しています。独立開業されたい方もご指導します。研修後、プラチナ整体®の認定証をお渡しします。

Q　３６９スピーカーとは何ですか。

A　３６９スピーカーは前方後円墳の形をした波動スピーカーです。音による癒しの空間をお客様にご提供したく長年かけて制作しました。施術中は良い波動に包まれ、日々のストレスから解放されます。音の良さは実際ご体験いただくのが一番です。一度、３６９スピーカーの体験会にお越しください。

Q　フォトンとは何ですか。

A　フォトンは酸化チタン、アルミナにプラチナ、金、銀の担持《たんじ》金属を練り込んだ繊維で光の照射を受けて生育光線を放射し様々に有効な作用を人のみならず、動植物にも与えます。無機の地球から生物を創造したのもこの生育光線のおかげとも考えられています。フォトンは従来の花崗岩やそれを模倣したセラミック（シリカ、酸化鉄、長石、マグネシウムなど）とは異なり大変に高いフォトンエネルギーを持っています。またフォトンの粒子は40オングストロームと極めて小さく、粒子が小さいほど放射するエネルギーは高くなります（一般の物は１２０オングストローム以上）。フォトンの発明により高いエネルギーの生育光線をより効果的に、かつ持続的に発生させることができるようになりました。フォトンの技術は国内、国外での学会発表や世界の特許により証明されています。

Q　フォトンの効用は何ですか。

A　遠赤外線効果と光触媒効果を兼ね備えた「光」（フォトン＝光量子）です。その効果は世界28ヵ国で様々な発明特許を取得しており、抗血栓（血栓予防・血流改善に期待）、遠赤外線（温熱効果・冷え防止・安眠）、抗菌・殺菌性・除電（空気の浄化・防汚・消臭）、マイナスイオン発生（細胞の新陳代謝活性化・免疫力アップ、ヒーリング効果）、帯電除去（アーシング）、５Ｇ電磁波防止などです。

Instagram

Facebook

YouTube Channel

プラチナ整体HP

おわりに

人間の身体には、生まれ持った素晴らしい自然治癒力が備わっています。条件がそろえば、身体は勝手に良くなります。自分の身体は自分で守るものです。若い人も今から股関節をケアすることで、将来、不調に苦しんで、寝たきりになるリスクが軽減します。毎日の生活習慣の中で、股関節を整えて、身体のバランスを維持していけば、健康に長寿を全うできるのです。

世の中に真実がもっと広がって欲しいです。「真実はすごい、聞けば納得ですよ」というのをこれからも伝えていきたいです。真実を知れば、その人が変わっていきます。私の夢は、誰もが夢を持てることです。私がカリスマ整体師ですごいというのでは意味がありません。それでは痛くなったら、また来ていただくという依存関係になってしまいます。

そうではなくて、私のところを卒業して、生き証人となって真実を伝える側になって欲しいと思います。膝が悪くなると、好きな山登りにも行けなくなり、悪い方向にしかいかなくなります。多くの人々が具体的に変わって、夢を持つようになり、夢を持たせられるように変化していかなければ、意味のない話で終わってしまいます。

多くの人が確実に変わりましたというと、すごい夢になります。多くの芸術作品がありますが、私にとっての芸術作品は、人が苦しみから解放され、生き生きと進歩発展していく姿を見ることが生きる人間の芸術作品だと思います。

アフリカのマサイ族のように自然と同調して生きている民族の方々は、頭の形、身体の形が美しく、みんな同じ体型をしています。現代人がかかるような病気の人は現在ほとんどいません。自然は大切なことを教えてくれ、一番良いようにしてくれます。

我々が頭を垂れるとすれば、人にではなく、森羅万象の真実に対してだと思います。真実を知った方は自分も治り、更に病に悩んでいる人、健康に不安を持っている人も救うことができるのです。

「もし真実を知らなければ、人に騙され、盲目な状態になってしまいます」とあるお客様に申し上げたところ、真実、すなわち、真ん中が抜けているのですから、私はマヌケということになります（笑）と仰っている人がいました。真がわかれば安心ということです。「私は諸般の事情により、不幸せだ」と感じている方も幸せになる方向を見た瞬間から、幸せの人生を歩み出すことができます。

皆様も幸せの方向に向かって、共に光の中を歩んで参りましょう。

この本の出版にあたり、ヒカルランド様には大変お世話になりました。この場をお借りして感謝申し上げます。30年前、沖縄出身のフォトン製品の社長様からユタの先生をご紹介いただき「60歳になった時に、整体の本を出すことにより、多くの困っている方々のお役に立つようになる」というお言葉をいただいていたので、今年還暦を迎えたタイミングで念願だった本を無事に出版することができ、とても嬉しく思います。

股関節を矯正して、一人でも多くの方々が、健康を取り戻し、笑顔で毎日を過ごせるようになることを、心から願っています。そのお手伝いをするために、私もますます精進を続けていきたいと思っています。最後になりましたが、私の経験の礎となった、今までに施術させていただいた方々、いつも励ましてくれる友人や家族に心から感謝いたします。

２０２４年10月某日

これぞ人体取扱説明書！

あなたの身体の歪みは顔に書いてある

身体の不調は股関節が原因だった！

第一刷　2024年10月31日
第二刷　2024年11月11日

著者　井上博幸（プラチナ整体®）

発行人　石井健資
発行所　株式会社ヒカルランド
〒162-0821　東京都新宿区津久戸町3-11　TH1ビル6F
電話03-6265-0852　ファックス03-6265-0853
http://www.hikaruland.co.jp　info@hikaruland.co.jp
振替　00180-8-496587
本文・カバー・製本　中央精版印刷株式会社
DTP　4tunebox
編集担当　ソーネル

ISBN978-4-86742-410-0

量子オーガニックサウンドを作り出す、
唯一無二の音響空間
ヒカルランド本社1階に誕生!
Hi-Ringo Yah!

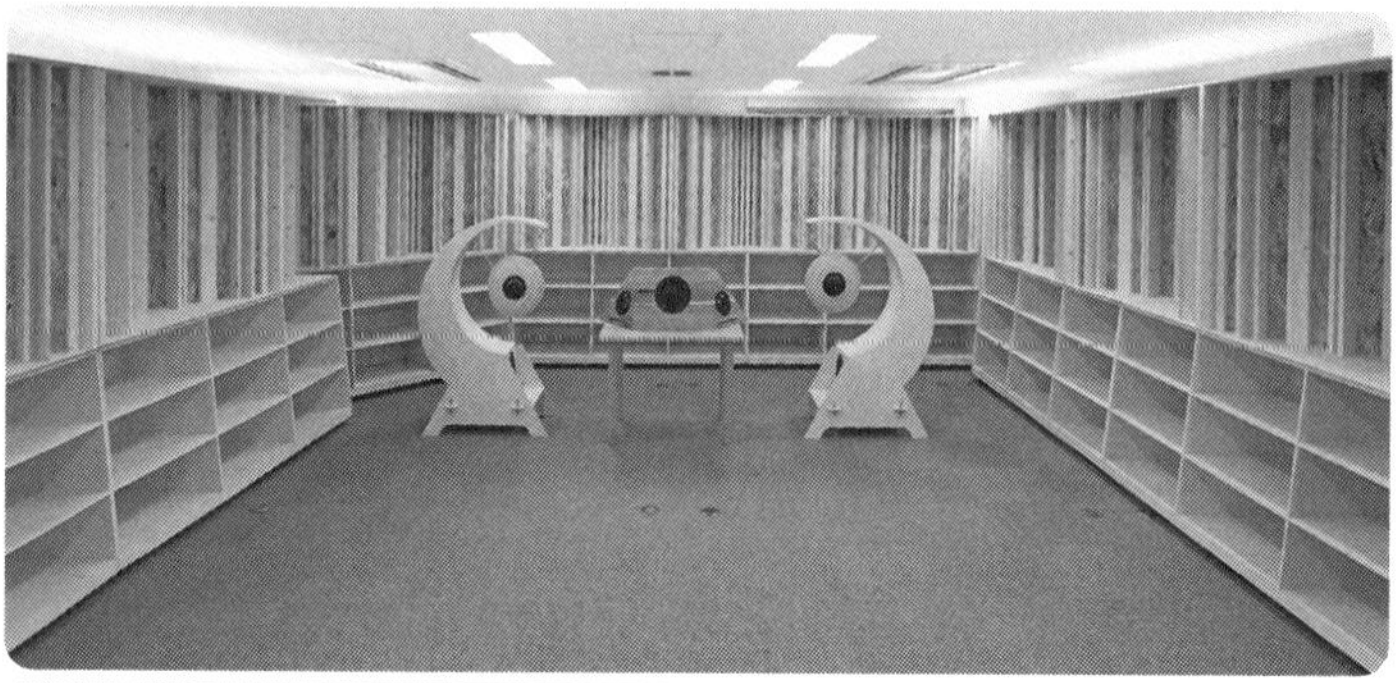

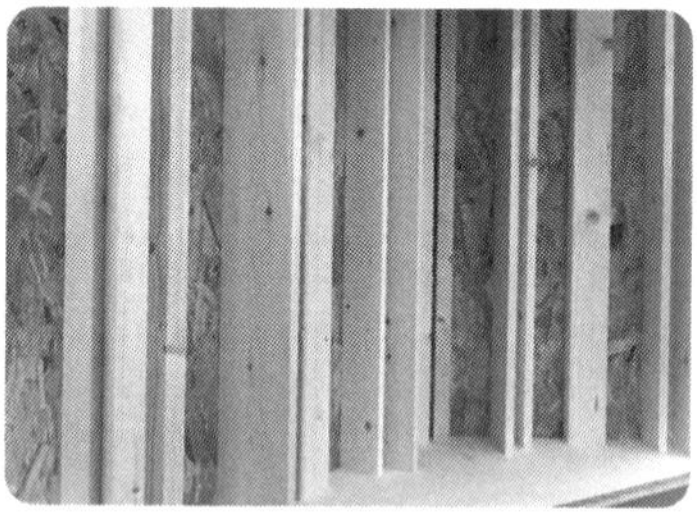

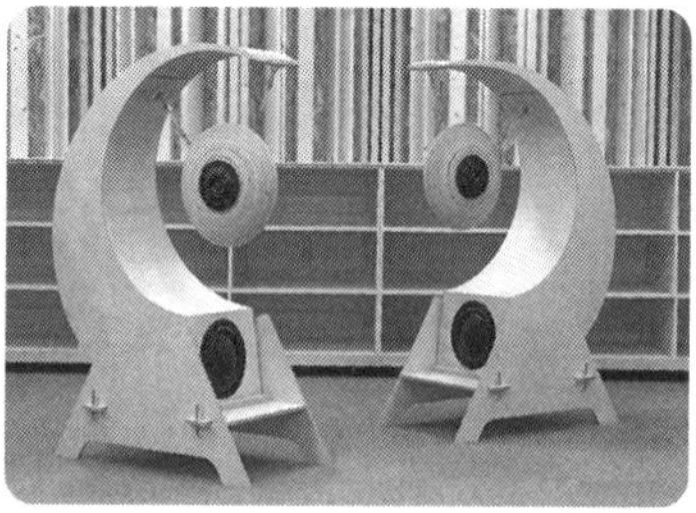

“音のソムリエ” こと藤田武志さんが設計ディレクションを担当した、ヒカルランド本社１階にある「Hi-Ringo Yah!」(通称ヒーリン小屋)。ここは日本が世界に誇る音響建築のプロ「田口音響研究所株式会社」の手によって実現した、唯一無二の量子オーガニックサウンドが味わえる空間です。演奏をメインとした音楽イベントや、レコーディングに適した空間にするため、スタジオ全体に反響版（リフレクター）が設置されているのがポイント！　音は、空気中の分子の振動。それらの振動が「どのような振る舞いをするのか」が考慮されているこの空間では、音を聴いた時の体感がまるで違います。反響版によって反射した音の周波数はすべて異なるようコントロールされているので、楽器の響きがスタジオ全体へと広がり、空間のどこで聴いても違和感がなく、音が心身に染み渡るように感じるのです。量子パワーも加わって、聴く人を芯から最適化。あなたも一度足を運んで、音の中に身を浸す“音浴”を体験してみてください。

イチオシ！ AWG ORIGIN®

電極パットを背中と腰につけて寝るだけ。生体細胞を傷つけない 69 種類の安全な周波数を体内に流すことで、体内の電子の流れを整え、生命力を高めます。体に蓄積した不要なものを排出して、代謝アップに期待！ 体内のソマチッドが喜びます。

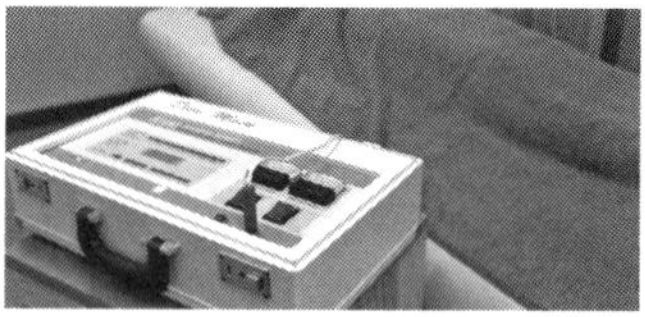

A. 血液ハピハピ&毒素バイバイコース
（60分）8,000円

B. 免疫 POWER UP バリバリコース
（60分）8,000円

C. 血液ハピハピ&毒素バイバイ＋免疫 POWER UP バリバリコース
（120分）16,000円

D. 脳力解放「ブレインオン」併用コース
（60分）12,000円

E. AWG ORIGIN®プレミアムコース
（9回）55,000円
（60分×9回）各回8,000円

プレミアムメニュー

①血液ハピハピ&毒素バイバイコース
②免疫 POWER UP バリバリコース
③お腹元気コース
④身体中サラサラコース
⑤毒素やっつけコース
⑥老廃物サヨナラコース
⑦⑧⑨スペシャルコース

※２週間～１か月に１度、通っていただくことをおすすめします。

※Ｅはその都度のお支払いもできます。　※180分／24,000円のコースもあります。
※妊娠中・ペースメーカーをご使用の方にはご案内できません。

イチオシ！ 【フォトンビーム×タイムウェーバー】

フォトンビーム開発者である小川陽吉氏によるフォトンビームセミナー動画（約 15 分）をご覧いただいた後、タイムウェーバーでチャクラのバランスをチェック、またはタイムウェーバーで経絡をチェック致します。

ご自身の気になる所、バランスが崩れている所にビームを３か所照射。

その後タイムウェーバーで照射後のチャクラバランスを再度チェック致します。
※追加の照射：3000 円 /1 照射につきご注意
・ペットボトルのミネラルウォーターをお持ちいただけたらフォトンビームを照射致します。

人のエネルギー発生器ミトコンドリアを
40億倍活性化！

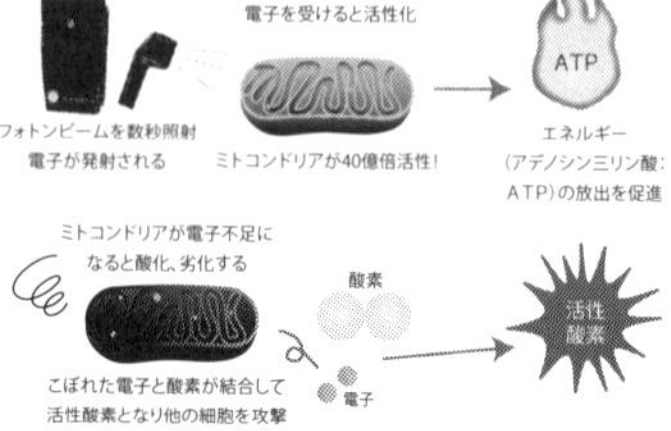

ミトコンドリアは細胞内で人の活動エネルギーを生み出しています。**フォトンビームをあてるとさらに元気になります。光子発生装置であり、酸化還元装置であるフォトンビームはミトコンドリアを数秒で 40 億倍活性化させます。**

3照射　18000円（税込）　所要時間：30～40分

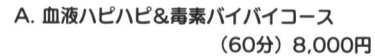

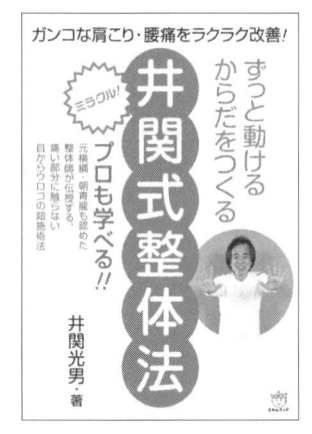

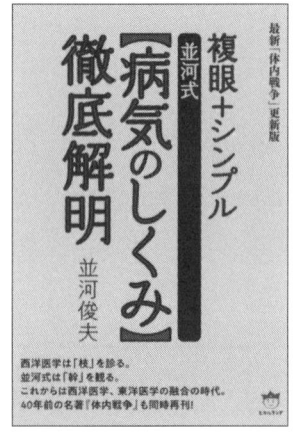

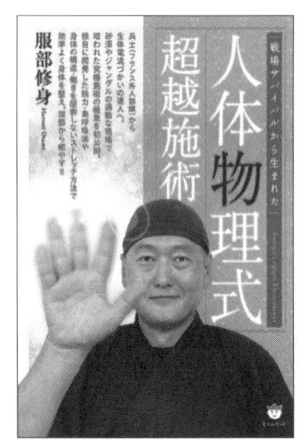

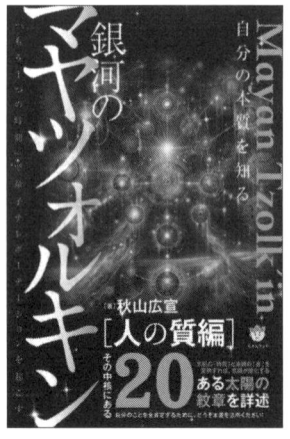